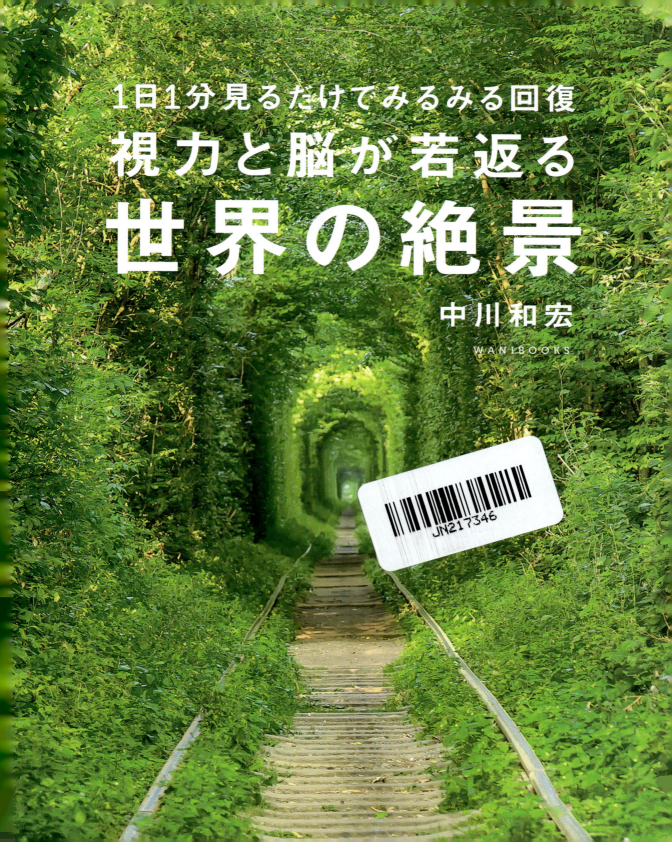

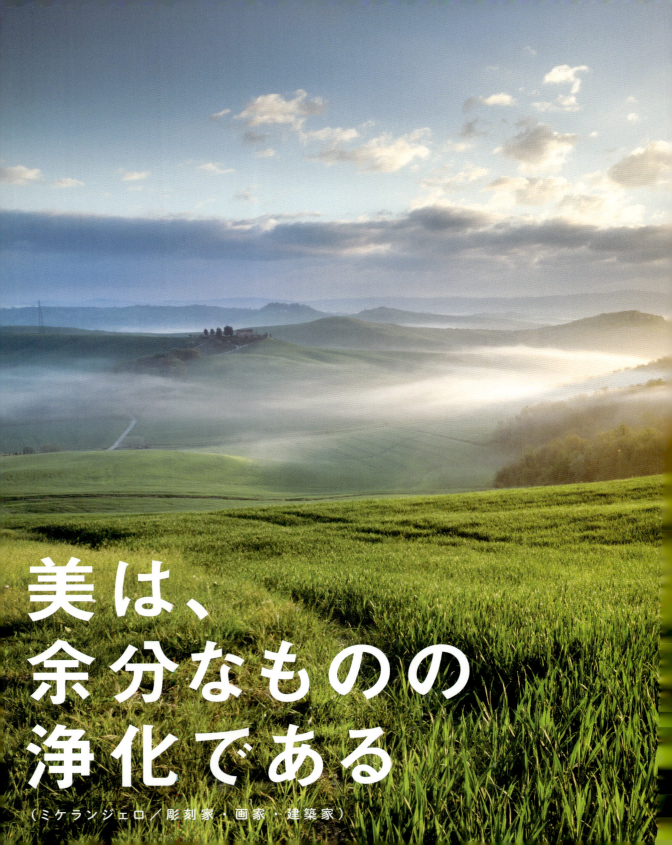

美は、
余分なものの
浄化である

（ミケランジェロ／彫刻家・画家・建築家）

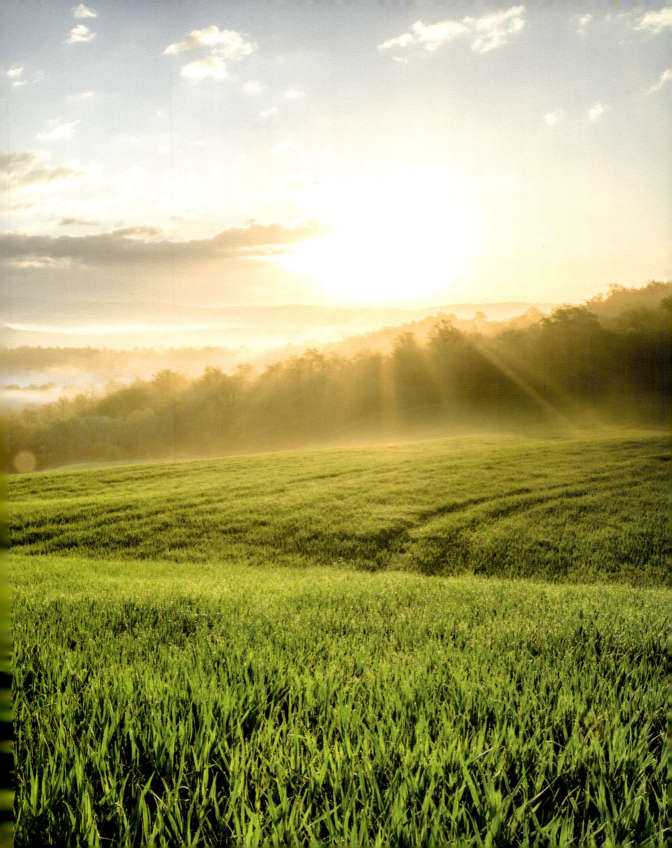

はじめに

近視、老眼、ドライアイ。さらに近年急増している「スマホ老眼」……。
あなたは、目にまつわる不安や不満を抱えてはいませんか？　ストレスを感じて
はいませんか？　「どうせ、もう治らないから」とあきらめてはいませんか？
でも、ほんの少しの訓練を続ければ、あなたが本来持っている**視力と脳の潜在**
能力を目覚めさせ、若返らせることができるのです。
「訓練」といっても、つらく苦しいものではありません。「世界中の美しい写真を
見る」という楽しく心躍る時間を過ごすだけです。

人は美しい写真を見ると感動し、一瞬でそのシーンを記憶します。同時に、「もっ
と眺めていたい」「そこに行ってみたい」という欲求も起こります。すると脳が刺激
され、好奇心や想像力までかきたてられます。
本書にある絶景を見ることで、**視力とともに脳がつかさどる記憶力までよみがえる**
ため、「物忘れ」の症状が改善したり、認知症を遠ざけることができるというわ
けです。

私が開発した「中川式ビジョン・セラピー（中川メソッド）」を組み合わせることで、その効果は倍増することが期待されます。

さらに、美しい絶景の数々は、あなたの視力を回復させつつ、脳のクリーニングも実現してくれます。

テレビやパソコン、スマホを一日中見続けていると、脳は情報肥満を起こし、無駄なゴミ情報で満杯の状態になっています。情報をダイエットし、脳を空っぽにしなければパンクしてしまいます。

ところが、記憶を消去することはできません。一度覚えたことは、何もしなければ一生消えないといわれているからです。

唯一できるのは、不要なゴミ情報を美しい写真情報に置き換えていくことなのです。

本書を活用して脳のクリーニングを習慣化し、視力回復はもちろん心も浄化していきましょう。

中川和宏

CONTENTS

はじめに ——— 04

目年齢が脳年齢を決める！ ——— 08

働き者の目は「壊れやすい」？ ——— 10

スマホ老眼が「目の老化を加速させる」 ——— 11

目は脳の入り口 ——— 12

最悪は失明も？　こんな人は要注意！ ——— 14

視力回復で認知症が遠ざかる？　成績アップも！ ——— 16

「中心視力」と「周辺視力」 ——— 17

中川メソッドが視力を回復させる理由 ——— 18

目をチェックしながら、基本トレーニング！ ——— 19

脳の活動状態チェック ——— 20

眼筋を鍛えるトレーニング ——— 22

視野を広げるトレーニング ——— 23

色からパワーをもらいましょう ——— 24

本書の使い方 ——— 25

付録の「アイバランス」で、「見る力」がアップ ——— 26

第 1 章

ヨーロッパ大陸の絶景

ウクライナ「愛のトンネル」 ——— 28

ポルトガル「アンブレラ・スカイ・プロジェクト」 ——— 30

イタリア「ブラーノ島」 ——— 32

アイスランド「ヴァトナヨークトル氷河」 ——— 34

フランス「モン・サン＝ミシェル」 ——— 36

ノルウェー「トロールの梯子」 ——— 38

オランダ「キューケンホフ公園」 ——— 39

ギリシャ「サントリーニ島」 ——— 40

ドイツ「悪魔の橋」 ——— 42

第2章

北・南アメリカ大陸の絶景

アメリカ「アンテロープ・キャニオン」―― 44
アメリカ「イエローストーン国立公園」―― 46
ペルー「マチュ・ピチュ」―― 48
メキシコ「グアナファトの街並み」―― 50
アルゼンチン／チリ「マーブル・カテドラル」―― 51
ブラジル「レンソイス・マラニャンセス国立公園」―― 52
カナダ「イエローナイフ」―― 54
ボリビア「ウユニ塩湖」―― 56
チリ「モアイ像」―― 58

第3章

アジア・オセアニア大陸の絶景

台湾「九份の街並み」―― 60
タイ「イーペン・サンサーイ」―― 62
ニュージーランド「テカポ湖」―― 64
ラオス「クアンシーの滝」―― 66
中国「九寨溝」―― 67
スリランカ「シギリヤロック」―― 68
オーストラリア「ケーブルビーチのキャメルライド」―― 70
ミャンマー「パガン遺跡」―― 71
日本「伏見稲荷大社」―― 72

第4章

アフリカ大陸の絶景

モーリシャス共和国「海中の滝」―― 74
南アフリカ「ボ・カープの街並み」―― 76
南アフリカ「ブライデリバー・キャニオン」―― 78
南アフリカ「クルーガー国立公園」―― 80
モロッコ「なめし皮工房」―― 81
モロッコ「青い街」―― 82
エジプト「ピラミッドとスフィンクス」―― 84
セーシェル共和国「ヒンズー教寺院」―― 86

答え合わせ ―― 88
世界地図と国別索引 ―― 90
中川メソッド体験リポート ―― 92
おわりに ―― 94

目年齢が脳年齢

「目年齢」も「脳年齢」も、**実年齢とは異なります**。遺伝的な要素に加え、生活環境や姿勢、目の使い方などで大きく個人差があるからです。
しかし、美しいモノを見ていれば、若返らせることは可能です。
モノは、目を通じて脳が見ているというのがその理由です。
目年齢を若く保てば、脳年齢も若く保てるのです。
まずは、当てはまる項目をチェックしてみてください。

目年齢チェックシート

- ☐ パソコンを毎日**2〜3時間以上**使う
- ☐ 目が疲れやすく、疲れがなかなか取れない
- ☐ 睡眠時間が7時間未満で、**午前0時以降**に寝る
- ☐ ドライアイだ
- ☐ 飛蚊症（ひぶんしょう）が気になる
- ☐ 近視が強い
- ☐ 乱視が強い
- ☐ 老眼が出始めた

- ☐ 近視の合併症である**緑内障・網膜はく離・白内障・黄斑（おうはん）変性症**が気になる
- ☐ モノを見る時、目を細める
- ☐ メガネやコンタクトレンズの度数がどんどん進む
- ☐ コンタクトレンズを使用している
- ☐ 目の奥が痛むことがある
- ☐ 首や肩のコリがひどい
- ☐ 冷え性だ
- ☐ 慢性疲労状態であったり不眠、食欲不振気味だ

診断結果

1〜4個の人 ・・・20〜30代　　11個以上の人 ・・・60代以上
5〜10個の人 ・・・40〜50代

を決める！

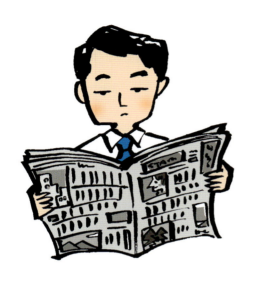
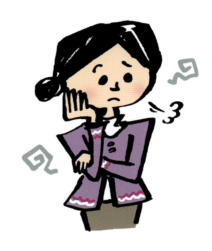

脳年齢チェックシート

- ☐ 物覚えが悪くなり物忘れが激しい
- ☐ 考えがまとまらない
- ☐ 粘りがなくなった
- ☐ やる気が湧かない
- ☐ 物事に感動しなくなった
- ☐ うつっぽい
- ☐ 人の言うことを聞かない
- ☐ 動きが鈍くなった
- ☐ ボーッとすることが多くなった
- ☐ 将来に希望が持てない
- ☐ １人になりたい
- ☐ あきらめやすくなった
- ☐ ため息をよくつく
- ☐ 怒りっぽく愚痴っぽくなった
- ☐ アイデア・ひらめきが湧きづらい
- ☐ 頭の回転が悪くなった

診断結果

1〜3個の人・・・20〜30代 　10個以上の人・・・60代以上
4〜9個の人・・・40〜50代

働き者の目は「壊れやすい」？

瞳孔から入った「モノ」の情報（光）は、眼球の中に伝えられます。すると、眼球の奥にある網膜がキャッチし、さらに視神経経由で脳に送られます。
重要なのは「水晶体」と「毛様体」です。

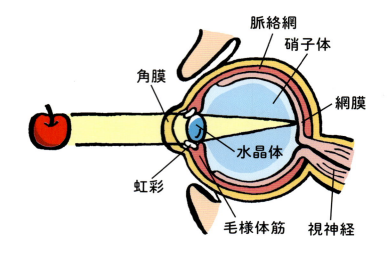

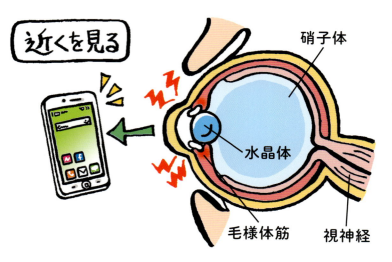

「水晶体」は、「カメラのレンズ」にたとえられます。「毛様体」は、この水晶体の厚みを調整します。

近くを見る時、毛様体の筋肉が緊張して、水晶体が厚くなります。

スマホ老眼が
「目の老化を加速させる」

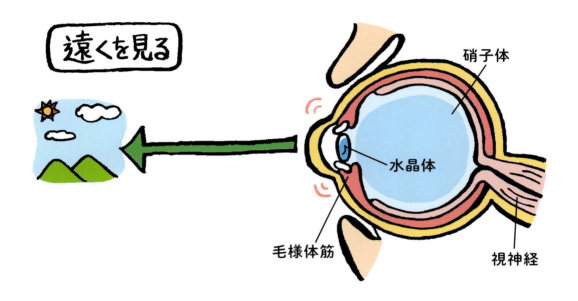

遠くを見る時、毛様体の筋肉がゆるんで、水晶体が薄くなります。

このような「ピント合わせ」の働きは、健やかな目であれば自動的にスムーズに行うことができます。けれどもそれがうまくできなくなるのが、「老眼」や「スマホ老眼」です。

老眼は加齢に伴う自然現象ですが、**スマホ老眼の原因は毛様体の使いすぎ**にあることがほとんどです。

スマホ老眼を放置すると、目のピント調節機能に異常が出て、目の老化が早く進みます。

刺激の強い液晶画面から目を上げて、本書の美しい写真で、隙間時間に目と心を癒やしましょう。

目は脳の入り口

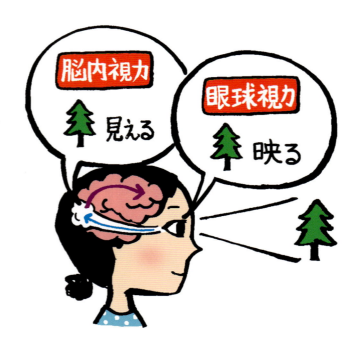

瞳孔から入った「モノ」の情報（光）は、網膜や視神経を経て脳に送られ、脳で情報処理されたあと、初めて「見る」ことになります。
つまり「見る」とは、**目と脳による共同作業**なのです。

昔から**「目は脳の入り口」**と言われてきました。
人間は、**外界の情報の85％以上を視覚から得ている**とされます。ある実験では、「見えない状況でいると、脳が活性化しない」という事実も報告されています。
自分の頭で考えながら行動的で幸せな人生を送りたいと願うならば、**よい視力（眼球視力）とよい見え方（脳内視力）を維持すること**が、何より大切です。
本書に掲載した絶景写真を眺めれば、目と脳を同時にひとりでに鍛えることができます。

そもそも、私たちの目から脳の中にどれくらいの情報が入るか、ご存じでしょうか。「1秒間に10億bit（ビット）」（約2億字）といわれています。しかしそのうち「見た」と自覚できる情報数は1秒間に100bit（約20字）しかないそうです。すなわち、人は無意識的に10億bitの情報を得ていながら、その中でたった100bitしか自覚できていないのです。
また「人間は脳の3〜10％しか使っていない」という説もあります。
美しい写真を見て感動し、視力や記憶力が復活すれば、残りの90％以上の脳を活性化できることでしょう。

目と脳の連携を調べる1人ジャンケン

目から入った情報を、脳で素早く処理できているかどうかを調べたい場合、「1人ジャンケン」がおすすめです。次の方法で挑戦してみましょう。慣れないうちは、ゆっくりと行ってください。

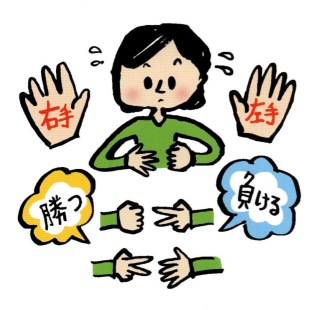

① 左手で、「グー」「チョキ」「パー」のいずれかを出し、右手でそれに勝つようにする（だんだんと早く行えるようになれば理想的）

② 次に、右手が負けるように左手を出す

③ ①と②を交互に3回ずつ行う

最悪は失明も？
こんな人は要注意！

本書は、眼科治療の必要がない人を対象としています。また、眼科の受診や治療が必要ではなくても、「見えづらさ」に悩まされている人は多いもの。たとえば次のような人こそ、ぜひ本書を活用してください。

①最近近視が進行している人

平成28年度の学校保健統計調査によると、**裸眼視力が「1.0未満」のお子さんの割合が小中高で過去最高**と報告されています。スマホやテレビゲームの影響も指摘されています。近視を遠ざけるために、本書の利用をおすすめします。

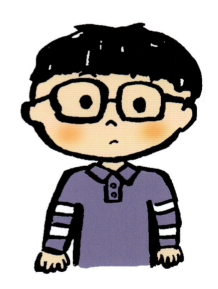

②すでに近視の人

眼鏡やコンタクトレンズなどの矯正器具に頼っている人にも、本書は有効です。矯正器具で視力を一時的にアップさせても、眼球の血行障害は解消しません。**眼球の血行障害は、眼病の合併症や失明をも招きかねない**ので要注意です。本書で目のコリや緊張をほぐしていきましょう。

③老眼の人

「老眼は目の加齢現象であり、誰でも避けて通ることはできない」とされてきました。しかし、**訓練次第では老眼の状態になる時期を遅らせたり、遠ざけたり、見えにくさを軽減させることは可能**です。すでに老眼が進行したという自覚のある人にも、本書は有効です。

④スマホ老眼の人

スマホの発光する小さなディスプレイは、目に多大な負担を強いる「害」の1つです。スマホの画面を長時間集中して見続ける代わりに、紙に印刷された美しい写真を**1日1分**見ることを習慣化していきましょう。

⑤片目でモノを見るクセのある人

スマホ老眼の弊害として「片目でモノを見る人」が急増しています。**片目でモノを見ると、極端に視野が狭くなり、脳も混乱します**。顔面の見た目のバランスが崩れることさえあります。本書をきちんと両目で見ることで、「正しい見方」を取り戻しましょう。

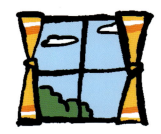

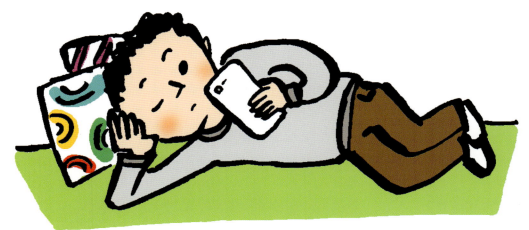

視力回復で認知症が遠ざかる？ 成績アップも！

視力がよくなり始めると、心身によい影響が現れてきます。

まず身体面では、「**肩コリがなくなった**」「**片頭痛が改善した**」などという変化が訪れます。

次に見られるのが精神面での変化です。

「視力の不安が消えて、明るく前向きになれた」「集中力がアップして仕事の効率が大きく上がった」etc……。お子さんの場合は「**成績が大幅に上がった**」「**運動を楽しめるようになった**」などという声が多く報告されています。

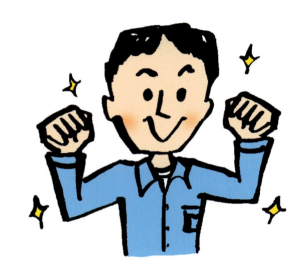

また中高年以降の方からは、「物忘れが解消した」という喜びの声も届いています。物忘れは「老眼によって目がピンボケの状態となり、情報が明確に脳にインプットされていないせいで起こる」といえます。したがって、**視力回復が物忘れの改善**へとつながるのです。

さらに言うと、視力の回復は**認知症の早期予防**にもなります。

脳はいわば、全身をコントロールする「司令塔」です。脳が判断材料とする情報の８割以上は、目から入ってくる情報です。

だからトレーニングによって視力がよくなれば、脳の老化の進行を食い止めたり、遅らせたりすることも可能になります。

視力回復にともない、集中力や想像力、記憶力、そして運動能力なども向上していくことを、実感できるはずです。

「中心視力」と「周辺視力」

視力には、通常の視力（静体視力）以外に、動いているモノを見る「**動体視力**」、視野の周辺からの情報をとらえる「**周辺視力**」、距離感などにかかわる「**深視力**」、一瞬で判断する「**瞬間視力**」などがあります。
ここではとくに基本的な「中心視力」と「周辺視力」についてお話ししておきましょう。

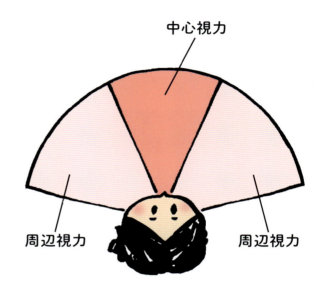

中心視力とは網膜の黄斑部を使って一点を凝視して見ることで、色や形を正確にとらえる視力のことです。テレビや写真などの画像や文字などを見る際に、意識的に使っています。中心視で見ることができる範囲は、ごくわずかです。

周辺視力とは、網膜の周辺部を使って視野の周辺部を漠然と見ることで、動きや位置をとらえる視力のことです。階段の上り下りや食事をする際などの日常動作時に、無意識で使っています。周辺視では中心視よりもずっと広い範囲を見ることができます。また訓練次第でその範囲を広げることが可能です。

周辺視の鍛錬はサッカーや野球などのスポーツ競技では必須とされています。専門家によるトレーニングを受けているプロ選手も珍しくありません。本書にも周辺視力を鍛える写真は収録しているので、ぜひ試してみてください。視野が広くなると、情報を多く取り入れることができるだけでなく、考え方まで広くなります。

中川メソッドが視力を回復させる理由

絶景を説明に沿って眺めることで、視力は一瞬で回復します。
中川メソッドとは、筆者が長年研究と改善を重ねてきたトレーニング法。「目のコリ」「脳のコントロール」「眼球の変形」にアプローチし、根本から改善していくメソッドです。

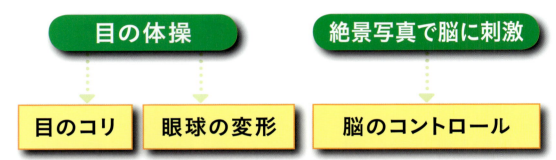

①「目のコリ」
目のコリをとるには、目を効果的に動かすことが重要です。絶景写真を見て、説明に沿って目を動かすことで、知らず知らずのうちに目のコリが改善・解消されます。

②「脳のコントロール」
中川メソッドの大きな特徴は、脳への働きかけも目指す点です。眼球を動かすだけではなく、美しい写真を見ることで、脳にまでよい刺激を与えることができます。

③「眼球の変形」
「眼球がラグビーボールのように横に伸びて変形している」というケースが、近年多く報告されています。これは目の酷使が原因です。中川メソッドを正しく行うことで、このような眼球の修復につながります。

このように中川メソッドとは、視力を衰えさせる3つの原因に効率よく働きかけてくれる訓練法です。まずは、目を本来の健やかな状態へと引き戻して「眼球視力」（見る力）を回復させる。そして「脳内視力」（脳で情報処理を行う力）を最大限にまで高めてくれるのです。

目をチェックしながら、基本トレーニング！

①輻輳（ふくそう）力チェック

「輻輳力」とは、両目を寄せて近くを見る力です。
両目がバランスよく寄って動いていれば、理想的な状態です。
片目だけ寄ったり、目がほとんど寄らないという場合、輻輳力が弱くなっています。

②反射神経チェック

目の運動神経が鈍くなっている場合、動くモノを素早くとらえることが難しくなります。
目がモノの動きに合わせてついてきていると、よい状態です。

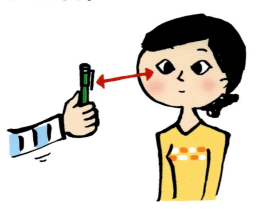 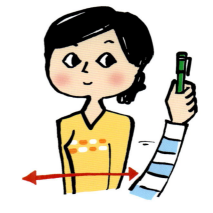

やり方
①2人で向き合い、交代で相手をチェックする。
②1人がペンを立てて持ち、相手の眉間に向かってペンを近づけたり、遠ざけたりする。
③これを4〜5回繰り返す。

やり方
①2人で向き合い、交代で相手をチェックする。
②1人がペンを立てて持ち、上下左右に素早く10秒間動かす。

バランス力を強化するトレーニング

両目でモノを見る働きを「両眼視」といいます。両眼視を維持しながら、視点を素早く移動させる練習を行いましょう。最初は難しく感じるかもしれませんが、慣れると本を速く読めるようになります。

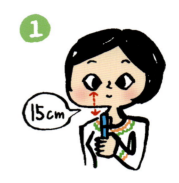

脳の活動状態チェック

両目で見た像が脳の中で1つになり、立体的に見えているかどうかチェックしましょう。イラストのリンゴを「交差法」と「平行法」で3秒以内に見ることができれば、脳は理想的な状態で活動しています。

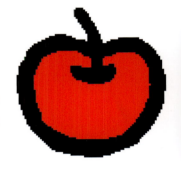

交差法
やり方
①このページを開き、本と目の中間の位置に指を置く。
②指に焦点を合わせたまま、指を前後に動かす。
③2つのリンゴのイラストが、視界の中で3つに見えるまで動かして見る。

ポイント
寄り目がちにすると見えやすい。

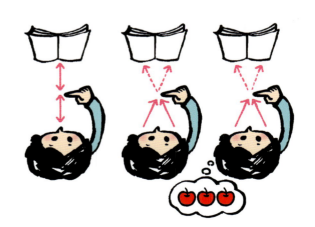

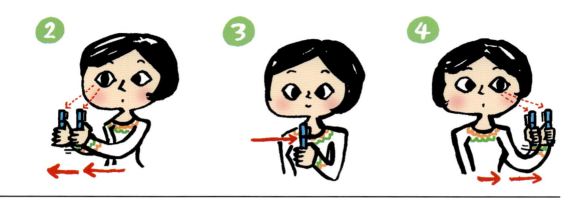

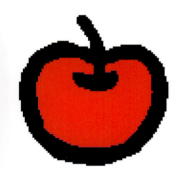

平行法
やり方
① 2m先のある1点を見る。
② 焦点をその1点に合わせたまま、目の前から30〜40cmほどの位置でこのページを開き、2つのリンゴのイラストを視界に入れる。
③ 焦点は遠くの1点に合わせたまま、リンゴのイラストが視界の中で3つに見えるまで眺める。3つにならない場合は本を前後に動かして見る。

ポイント
遠くの1点を見る視線の延長線上のすぐ下に、リンゴのイラストが見えるよう本を持つ。

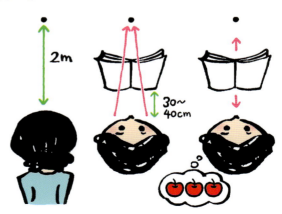

眼筋を鍛えるトレーニング

目を上下左右に動かすことで、コリ固まりがちな目の筋肉をほぐすことができます。

目を左右に動かす
やり方
線を目で追いながら、スタートからゴールまで目指す。目だけを動かし、5秒間で終えることを目標に見る

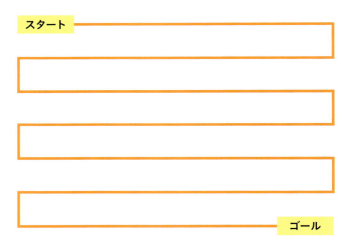

目を上下左右にぐるりと動かす
やり方
線を目で追いながら、スタートからゴールまで目指す。目だけを動かし、5秒間で終えることを目標に見る

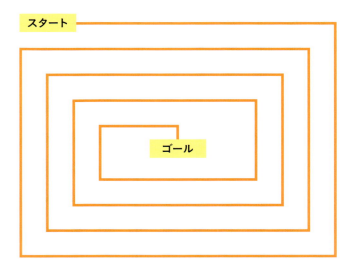

視野を広げるトレーニング

視野を拡大させると、**目から一度に受け取る情報の量を増やすことができます。** 視野を広く保てると、車の運転やスポーツなど即座に判断しなければいけないときに役立ちます。

数字を目で追う
やり方
目だけを動かし、数字を番号順に目で追う。1分以内にすべて見終わることを目指す

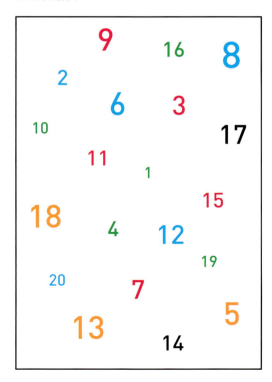

モノの名前を覚える
やり方
図を一瞬見たあと本を閉じ、そこに描かれていたモノの名前をすべて答える
ポイント
まず、図の端の4つの点を意識する。そして、カメラのシャッターを押す意識で、集中して一瞬で見る

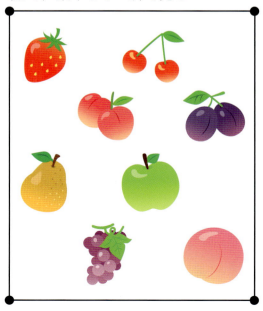

色からパワーを
もらいましょう

「色」は、すべての人に同じように認識されるものではありませんが、「色を見ること」には大きな効用があります。**目と脳の感度を高めるだけではなく、ホルモンの分泌を促したり、集中力や記憶力を高め、潜在的な視力まで活性化してくれます**。代表的な「色」の効果は次の通りです。

■緑色……
刺激が少ない、穏やかな色です。長時間眺めても、目にストレスを与えません。神経伝達物質「アセチルコリン」が分泌されるため、疲労した細胞が活性化したり、記憶力が高まります。

■赤色……
交感神経に刺激を与え、「アドレナリン」というホルモンを分泌させるため、「興奮しやすくなる」といわれます。「赤色のユニフォームのチームはよく勝つ」というデータもあるほど。

■黄色……
左脳を刺激することで、記憶力や判断力をアップさせる効果が認められています。「ドーパミン」という神経伝達物質が分泌されるため、意欲や向上心も高まります。

■青色……
時間の流れを感じさせずに、集中力を高めてくれます。神経伝達物質「セロトニン」の分泌が促されるため、疲労の改善・解消が期待できます。眠りの質が高くなることもわかっています。

■紫色……
「太陽の力を凝縮した色」ともいわれ、僧侶の袈裟（けさ）にも重用されてきた高貴な色。「ノルアドレナリン」というホルモンが分泌されるため、集中力や判断力、身体能力の向上が促されます。

本書の使い方

本書で紹介する写真には、どのように目を使えば効果的にトレーニングができるか、解説がついています。それに沿って、楽しみながら訓練を習慣化していきましょう。

画期的な3つのアプローチ

集中すること……眼筋が鍛えられる!
・ピント調整力、両目バランス力が整えられる
・回復のスピードが速まる

色の癒やし……ホルモン分泌が促される!
・色のエネルギーを感じてリラックスすることで、目と脳がリセットされる

想像&記憶……潜在視力が鍛えられる!
・脳の想像力、記憶力を使うことで、眠っている潜在視力が再生される
・集中力や、やる気が高まる

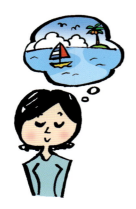
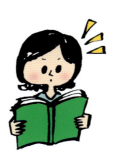
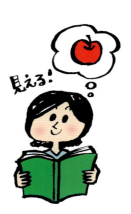

付録の「アイバランス」で、「見る力」がアップ

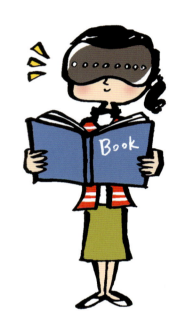

より、目の機能をアップさせたい時は付録の「アイバランス」を活用しましょう。視界を効果的に調節してくれる、いわば **魔法のメガネ** です。モノを見るうちに「遠くも近くもラクに見える」と気づくはずです。これは、アイバランスに開けられた穴が、網膜まで光をまっすぐ届けてくれるため、眼筋をほぼ使わなくてよくなるからです。

心身への負荷が減り、**集中力** や **記憶力**、**運動能力**、**想像力** まで **アップ** します。またハッキリとした光刺激を脳に送り込むことができるため、ホルモン分泌が活性化し、自律神経も整います。

使い方
①表紙のすぐ後ろに綴じられている、アイバランスのページを開く。
②ページ全体に型抜きされているアイバランスを、本書から丁寧にゆっくり取り外す。
③山折り線を折り、アイバランス全体に顔面のカーブに沿って丸みをつける。
④左右両端に開けられた穴にヒモやゴム(輪ゴムでも可)を通し、耳にかける。

ご注意
・丈夫な厚紙で作られてはいますが、取り扱い方によっては破損することがあるので気をつけてください。
・破損しやすくなるため、アイバランスを水に濡らさないでください。
・アイバランスの一部が破れたり、損なわれた状態でつけた場合、著しい効果は期待できなくなります。
・眼鏡を常用している方は、外してから、アイバランスをつけてください。
・コンタクトレンズを常用している方は、外してから、アイバランスをつけてください。
・アイバランスを着用したままでの歩行や運動、入浴、車の運転、外出などは絶対に避けてください。

第 1 章
ヨーロッパ大陸の絶景

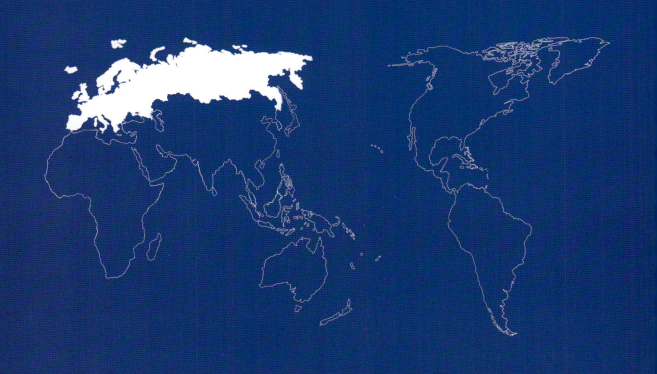

目を凝らして
奥行きを感じてほしい

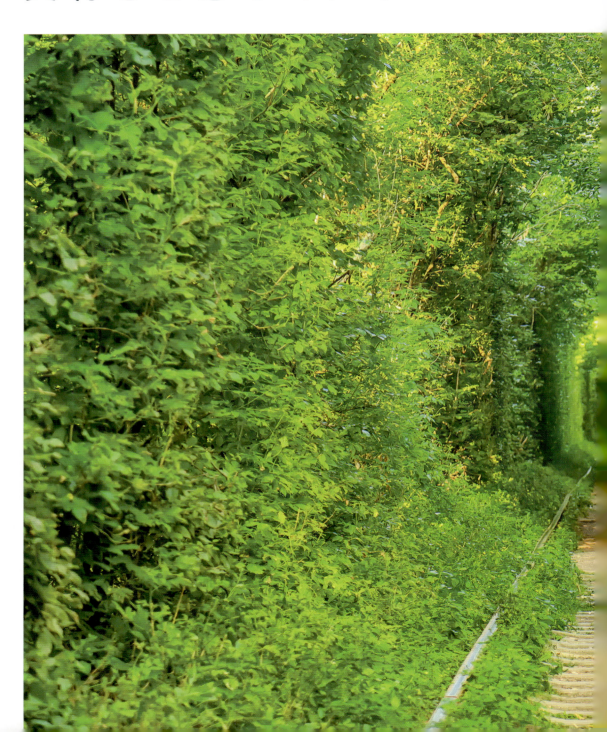

ウクライナの首都、キエフから約350km離れたクレヴァニという小さな町にある木々に囲まれた幻想的なトンネル。地元では「このトンネルでデートをして列車が通過する際にキスをしたカップルは永遠に結ばれる」と信じられています。木を刈り込んだのではなく、地元の木材加工工場の荷物輸送路線が通っているため、自然とこの形になりました。

ウクライナ・クレヴァニ「愛のトンネル」

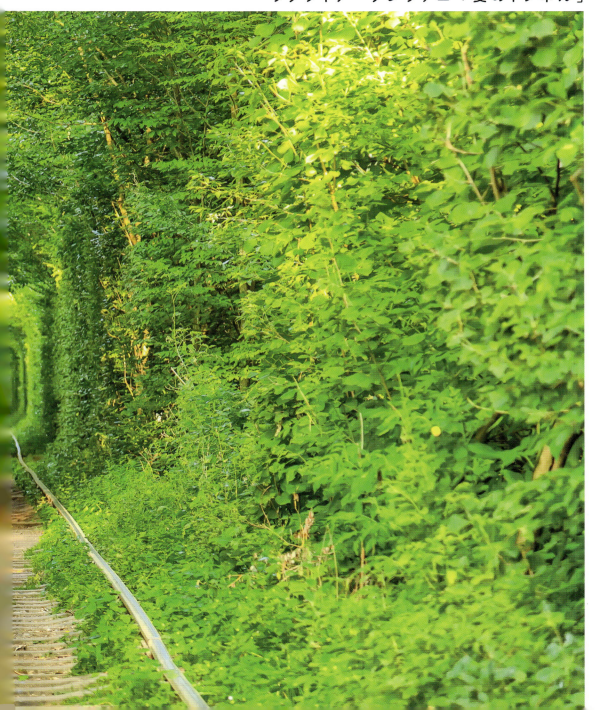

傘の上の1から15までの数字を目だけ動かして追ってみよう

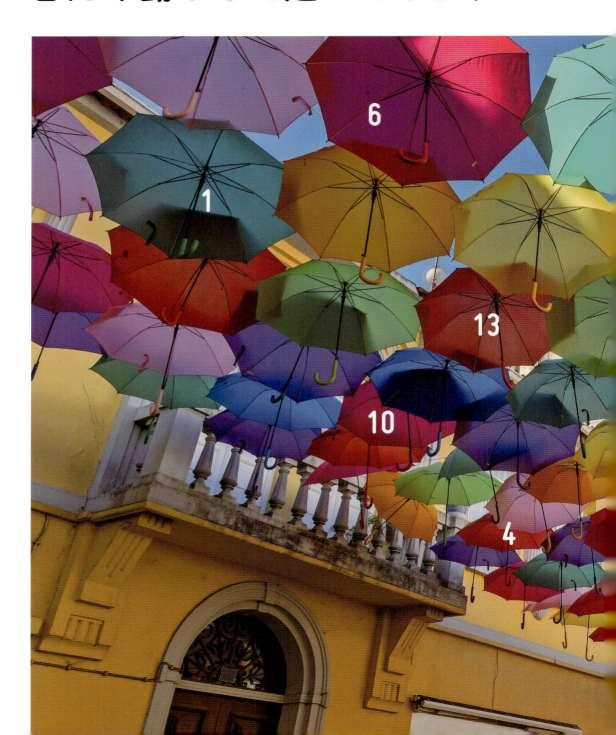

ポルトガル中部、アゲダで毎年7〜9月にかけて行われる芸術祭、アゲダグエダの名物となっているのがこの空を埋め尽くすカラフルな傘。期間中は、街のあちこちで傘がぶら下がっているのが見られます。もともとは芸術祭の観光客のための日射病対策として始まりましたが、今では芸術祭よりも傘の飾り付けの方が有名だそうです。

ポルトガル・アゲダ「アンブレラ・スカイ・プロジェクト」

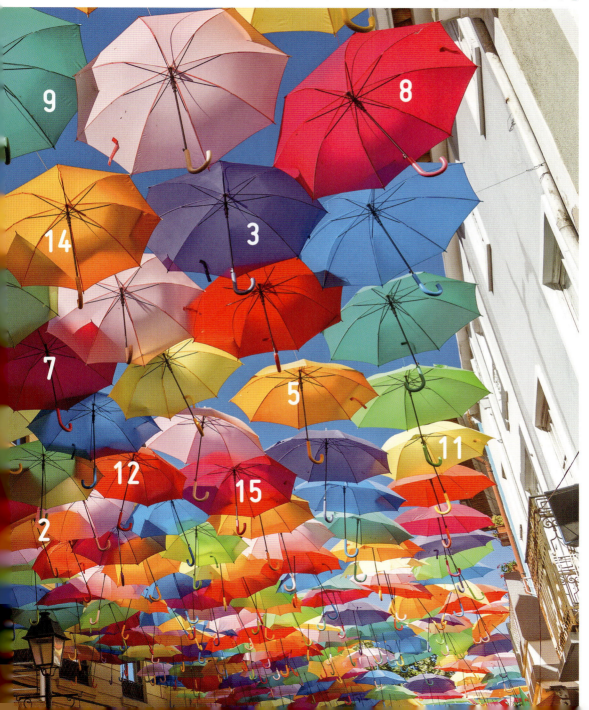

31

左右の写真をそれぞれ10秒ずつ交互に3回見よう

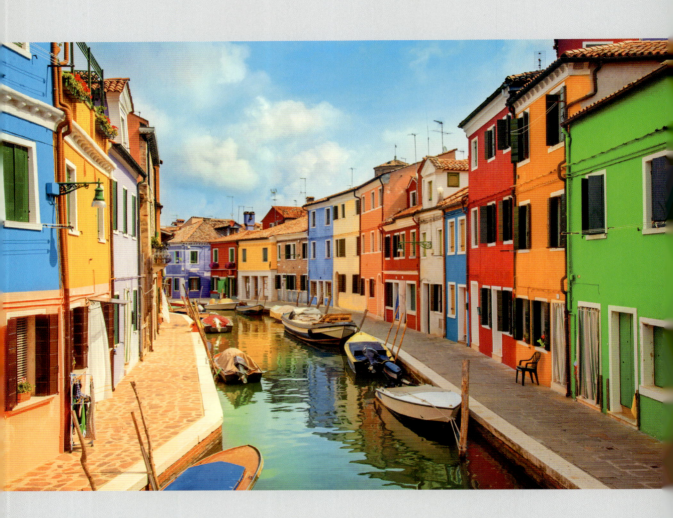

ブラーノ島は運河の両側に立ち並ぶ、カラフルで可愛らしい家々で知られる、人口3000人ほどの小さな漁師町です。家がカラフルになっているのは、観光客を呼ぶためではなく、漁師たちが霧の中でも自宅をすぐに見つけられるようにペイントしたのが始まりだそうです。そのため、お隣同士で色がかぶらないようになっています。

イタリア・ヴェネツィア「ブラーノ島」

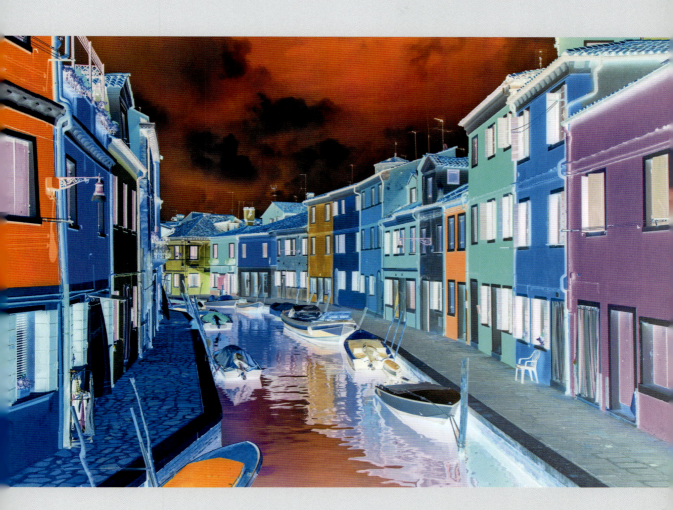

氷の線を左から右、右から左へ
目だけで追ってみよう

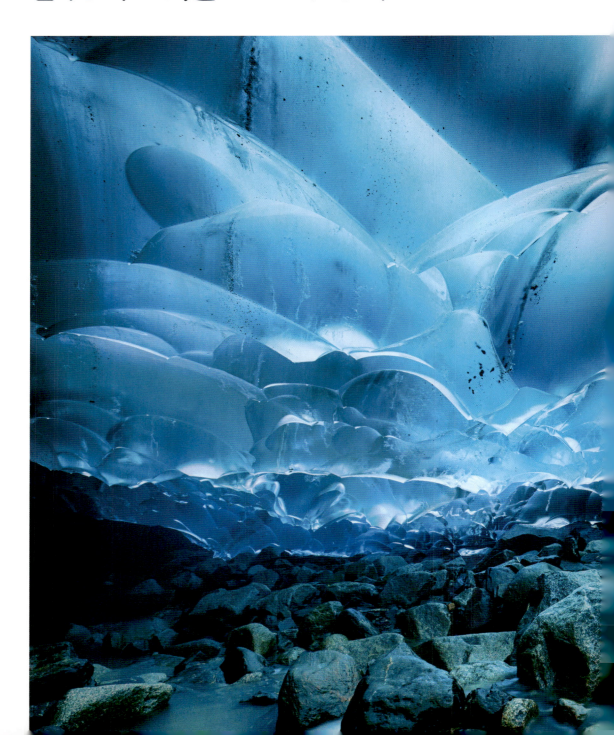

北極に近いアイスランドの国土 8%を覆うヴァトナヨークトル氷河には、「スーパーブルー」と呼ばれる、氷でできた神秘的な洞窟があります。氷河の厚さは最大 1000m にも及びますが、一部は地熱で温められ、氷が溶けて洞窟になることがあります。氷河は日々少しずつ流れているので、洞窟のできる場所も毎年、変わります。

アイスランド・ヴァトナヨークトル「ヴァトナヨークトル氷河」

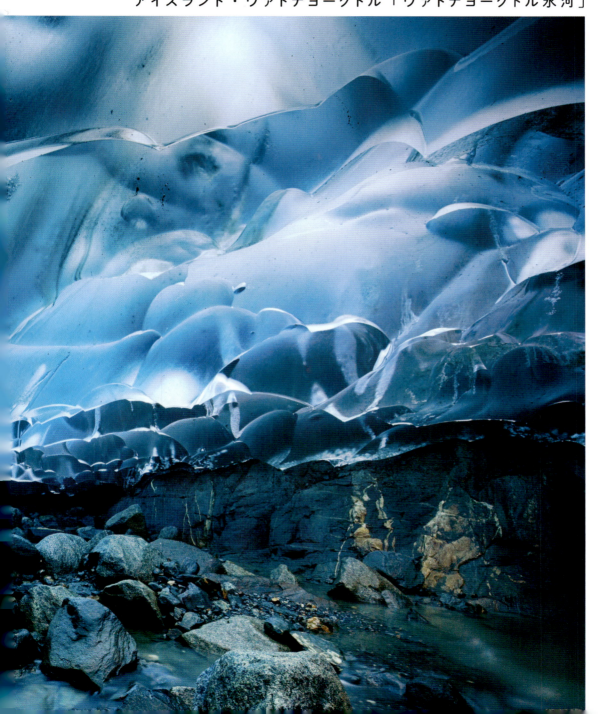

修道院が1つに見えるように寄り目で見よう

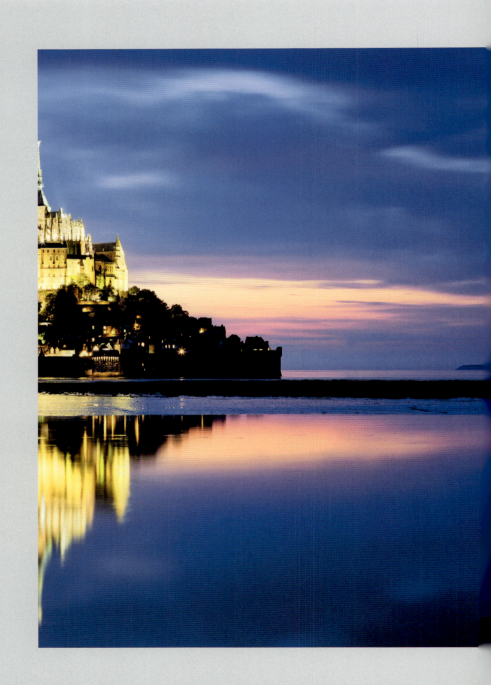

フランス西海岸、サン・マロ湾上に浮かぶ、修道院を中心とする小島です。カトリックの巡礼の地の1つです。もともとは708年にある司教が夢の中で大天使ミカエルから「この岩山に聖堂を建てよ」とお告げを受け、礼拝堂を造り、966年に建てられた修道院が増改築を繰り返し、13世紀には今のような幻想的な姿となりました。

フランス・ノルマンディー「モン・サン＝ミシェル」

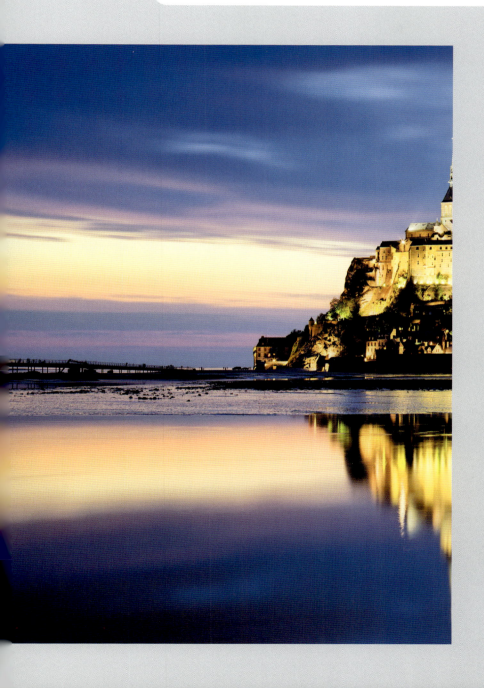

答えは88ページ

道路を左から右へ追い、3回繰り返してみよう

ノルウェー・ガイランゲル「トロールの梯子（はしご）」

勾配9%の急坂に11ものヘアピンカーブが連なる「トロール（森の妖精）の梯子」。高い山々に囲まれた谷底にへばりつくようにジグザグの狭い道路が敷かれています。カーブを上りきったところにある展望テラスから絶景を堪能できます。1936年、8年の歳月を費やして、地元のボランティアの人々が苦労して開通させました。

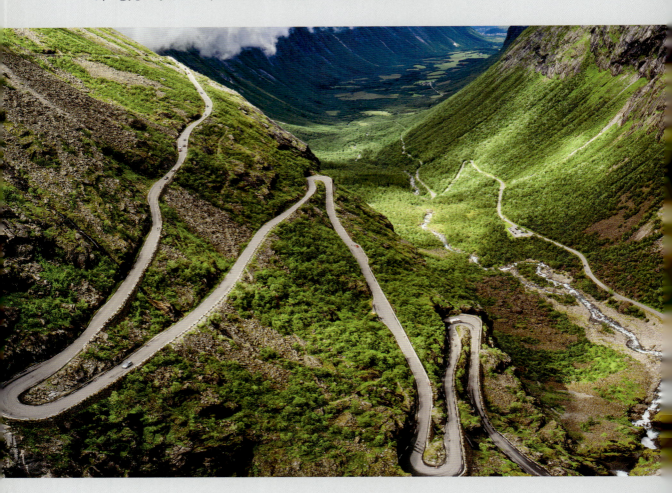

第 2 章

北・南アメリカ
大陸の絶景

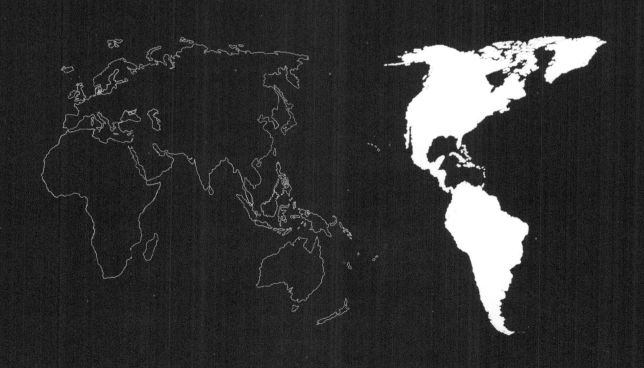

岩の線を左から右へ
右から左へ追ってみよう

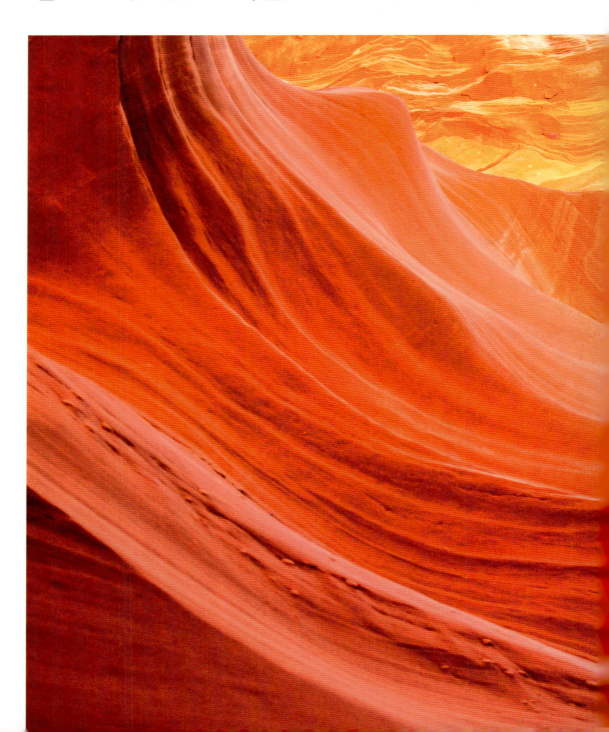

アンテロープ・キャニオンは、自然が作り出したフォトジェニックな景観が魅力の渓谷です。砂が固まってできた地層を鉄砲水や風が長い年月をかけて削り取り、不思議な空間を生み出しました。地層は螺旋（らせん）状に浸食されているので、太陽が真上に上る正午の短い時間だけ、レーザービームのように光が差し込みます。

アメリカ・アリゾナ州「アンテロープ・キャニオン」

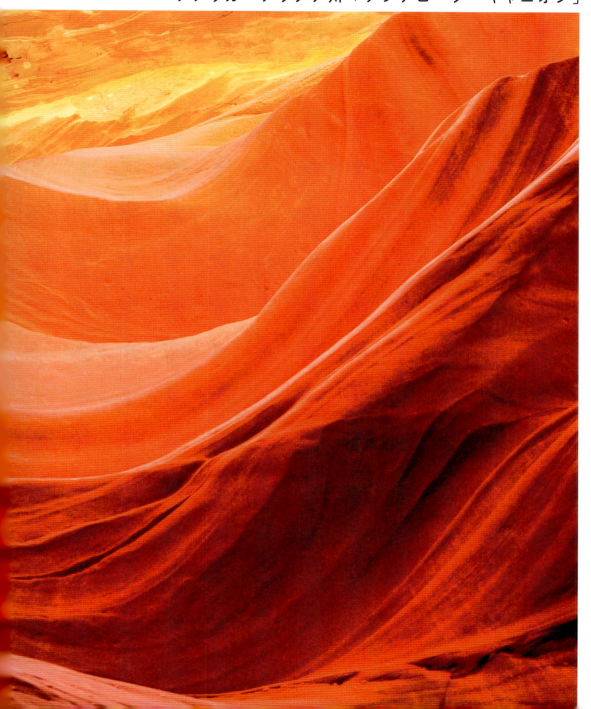

隠れたアルファベット文字A～Gを見つけよう

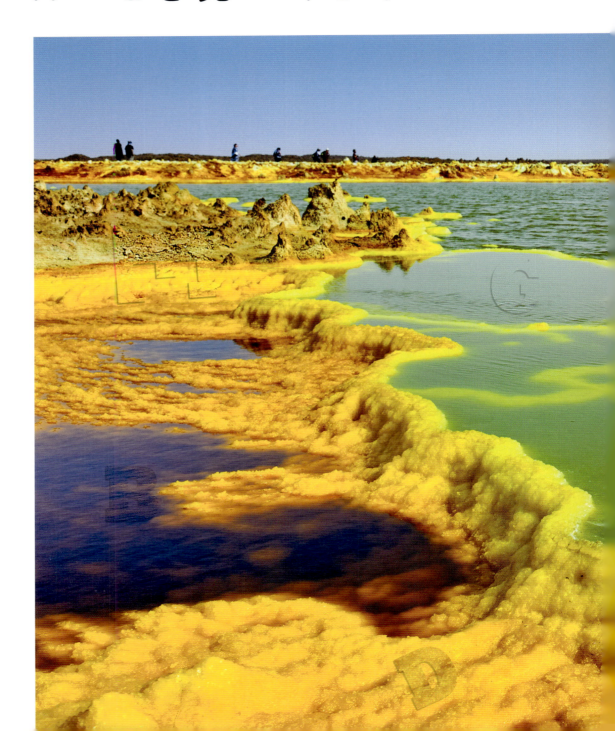

イエローストーン国立公園は、四国の半分ほどという広大さを誇る、世界で最初の国立公園です。峡谷や滝、湖、川、草原、森林などバラエティに富んだ地形に、ヘラジカやバイソン、ハイイログマ、オオカミなど多くの野生動物が生息しています。また、アメリカ最大の火山地帯でもあり、間欠泉や温泉が無数にあります。

アメリカ・モンタナ州ほか「イエローストーン国立公園」

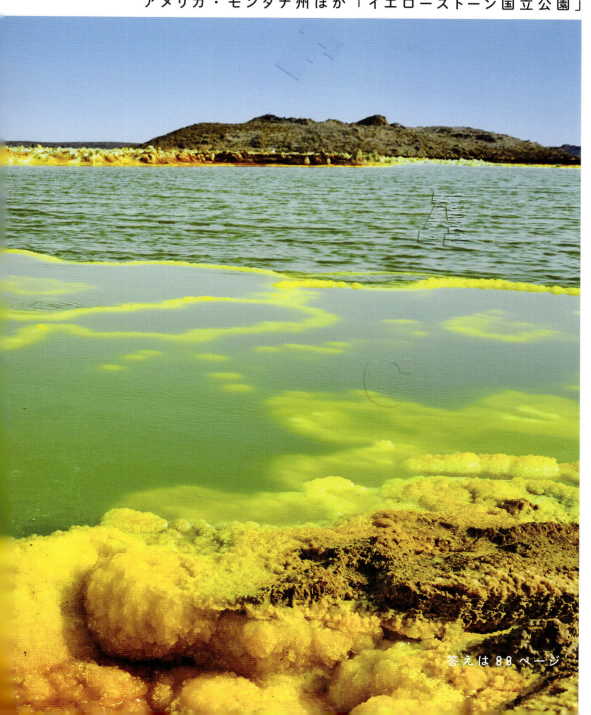

答えは88ページ

47

手前にピントを合わせてから素早く奥の雲を見てみよう

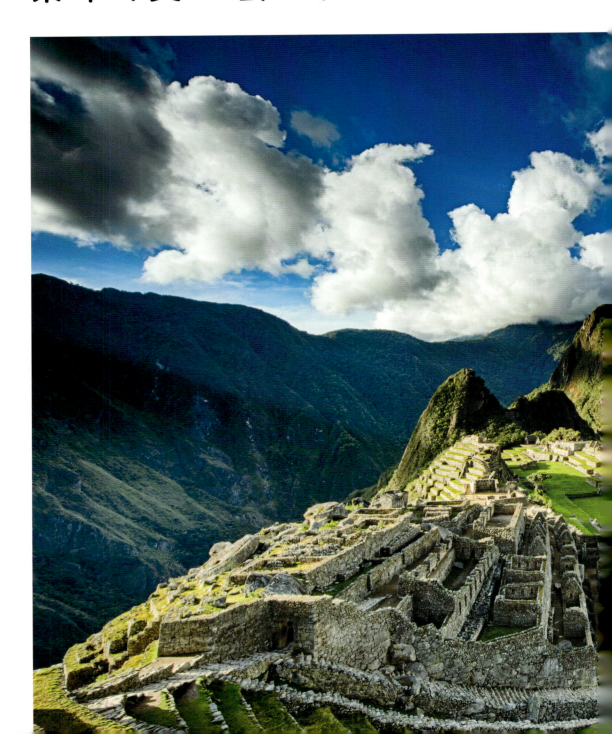

アンデス山脈、標高 2450 m の尾根にあるインカ帝国の遺跡です。断崖絶壁に神殿と居住区、段々畑が広がり、「インカの失われた都市」「空中都市」などと呼ばれています。このような地にインカの人々が都市を築いたのは、スペインの侵略者から逃れ、財宝を守るためともいわれていますが、当時の記録が存在せず、謎が残ります。

ペルー・クスコ「マチュ・ピチュ」

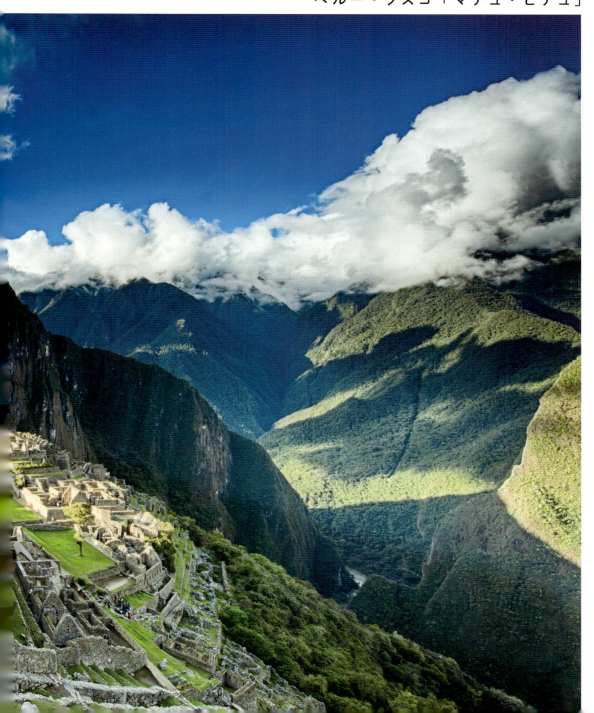

右の ◯ で囲まれている建物はどこでしょう？

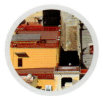

メキシコ・グアナファト州「グアナファトの街並み」

グアナファトは「メキシコでもっとも美しい街」といわれています。街並みはカラフルで宝石箱のよう。石畳の路地や教会など、スペイン統治時代の名残があって素敵です。渓谷なので階段が多く、写真家や画家から愛されてきました。メキシコには危険な印象もありますが、グアナファトは治安が良く、多くの観光客が訪れています。

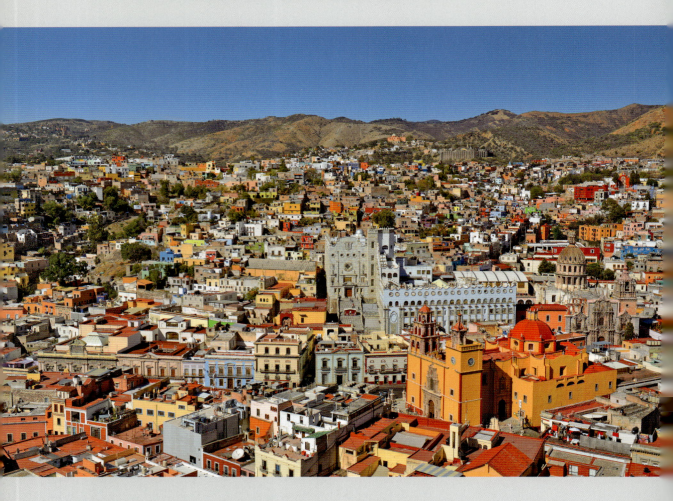

答えは88ページ

右の〇で囲まれている部分はどこでしょう？

アルゼンチン／チリ「マーブル・カテドラル」

チリとアルゼンチンの間にあるヘネラル・カレーラ湖には大理石でできた奇跡の洞窟があります。長い年月をかけて浸食された結果、カテドラル（大聖堂）のような荘厳な空洞ができました。氷河が溶けこんでいるために気泡が少なく透明度の高い水が洞窟内で反射し、青いマーブル模様を施した彫刻の作品のように神秘的な空間になっています。

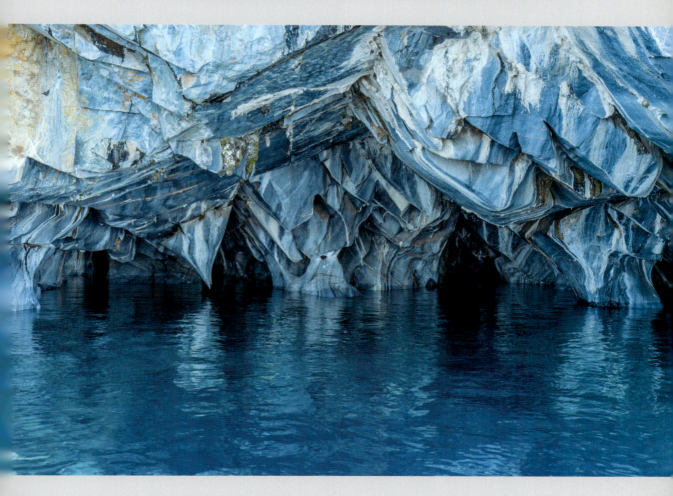

答えは88ページ

砂丘の上にある1から10の数字を目だけで追い、3回繰り返しましょう

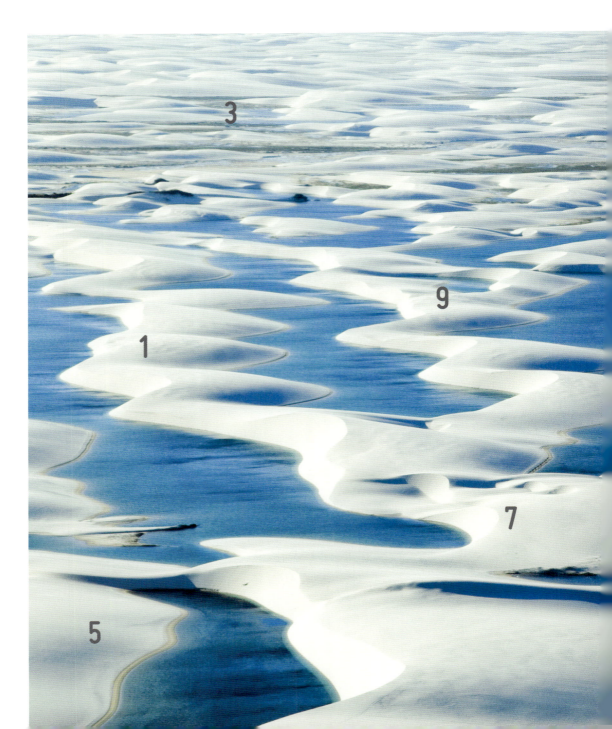

レンソイス・マラニャンセス国立公園には、純白に輝く広大な砂丘があります。「レンソイス」とはポルトガル語で「シーツ」。砂丘が白く見えるのは、砂が石英という鉱物でできているため。雨季には、砂丘の谷間にエメラルドグリーンの湖が無数に出現し、砂丘とのコントラストが美しい。湖の見頃は5月から9月です。

ブラジル・マラニャン州「レンソイス・マラニャンセス国立公園」

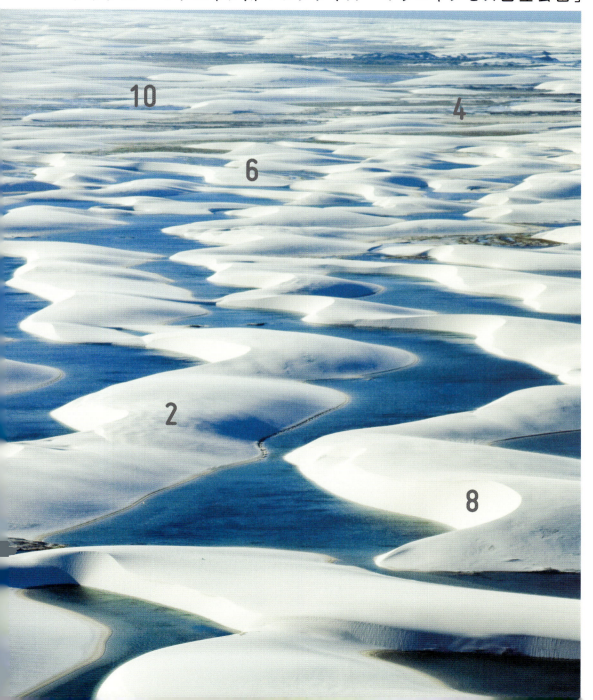

ゆらぎと奥行きを意識しながらオーロラに集中してみよう

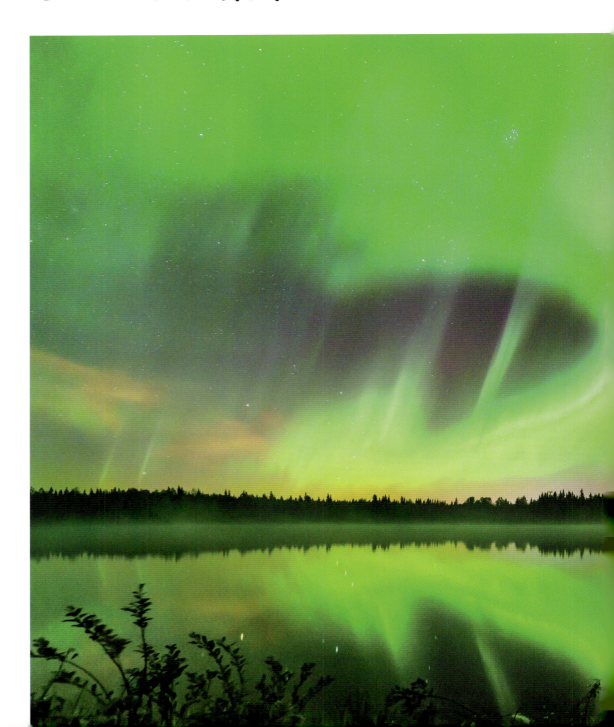

北極圏から南へ400kmのところにあるイエローナイフは、世界でも指折りのオーロラ・スポットとして知られます。イエローナイフでのオーロラ遭遇率は、3日間で95%といわれます。さらにオーロラの質も高く、月に数回は様々な色のオーロラが天空を動き回る「ブレークアップ」と呼ばれるオーロラの爆発現象も見られます。

カナダ・ノースウエスト準州「イエローナイフ」

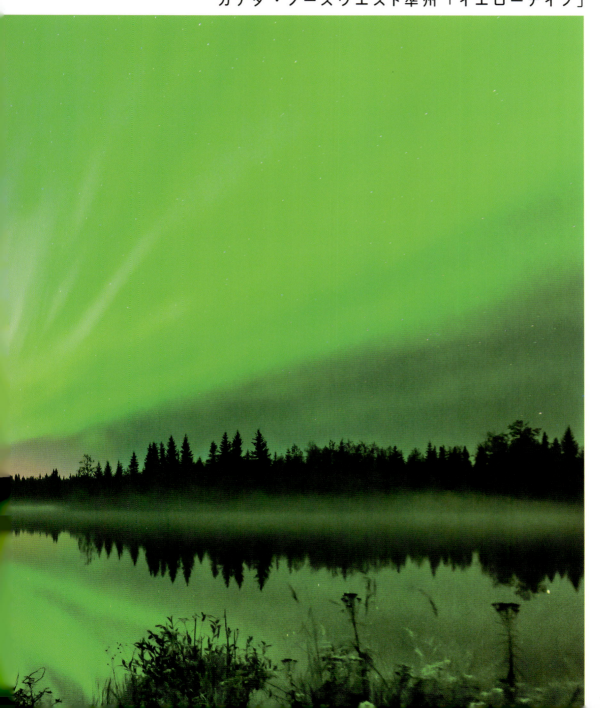

隠れた数字1〜7を見つけよう

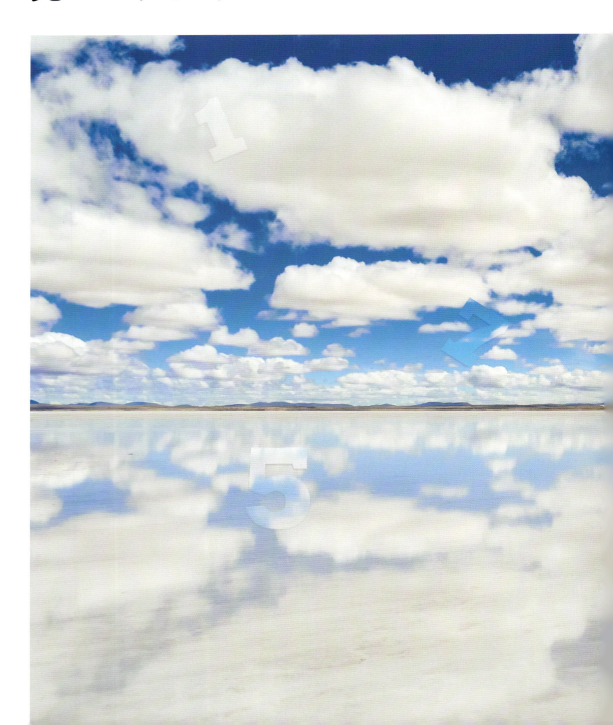

ウユニ塩湖は、ボリビア中央西部にある面積約1万平方km、岐阜県と同じくらいの大きさの塩の大地です。約1万年前、アンデス山脈が隆起した時に大量の塩が地上に残されました。通常は塩の平原ですが、12〜4月の雨季になると、高低差がほとんどないために水面が波立たず、「天空の水鏡」と呼ばれる奇跡の絶景が出現します。

ボリビア・ウユニ「ウユニ塩湖」

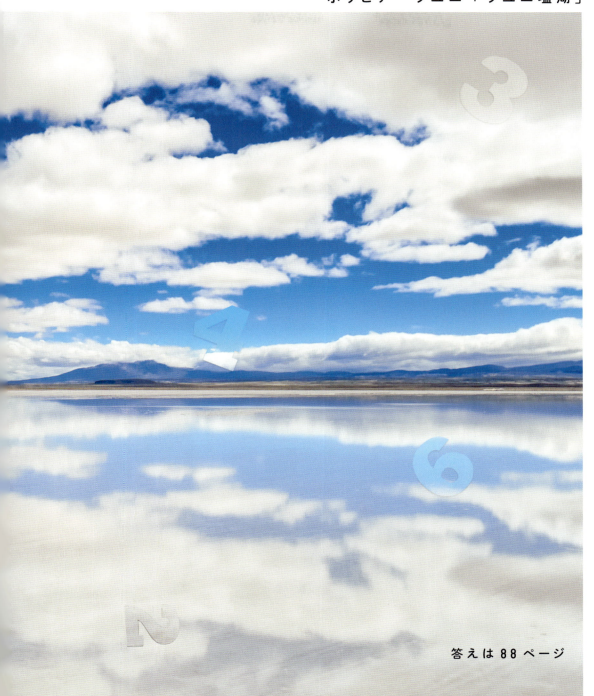

答えは88ページ

写真を5秒見たら
ページをめくりましょう

チリ・イースター島「モアイ像」

チリ本土から3800kmも離れた、絶海の孤島イースター島。島内には有名なモアイ像が約1000体もあります。4〜5世紀、ポリネシアから海を渡ってきた人々が6世紀ごろから人と同じくらいの大きさの像を造り始めたとされ、その後、巨大化。最大のものは高さ20mにも及びます。それだけの巨像をどうやって造って運んだのかは未だ謎です。

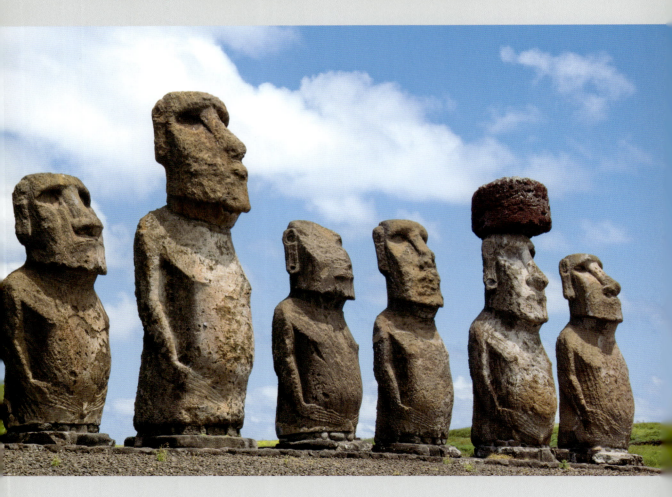

第 3 章

アジア・オセアニア
大陸の絶景

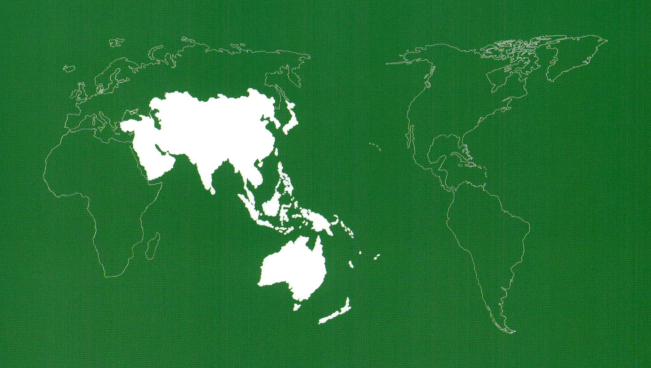

5つの違いを探してみよう

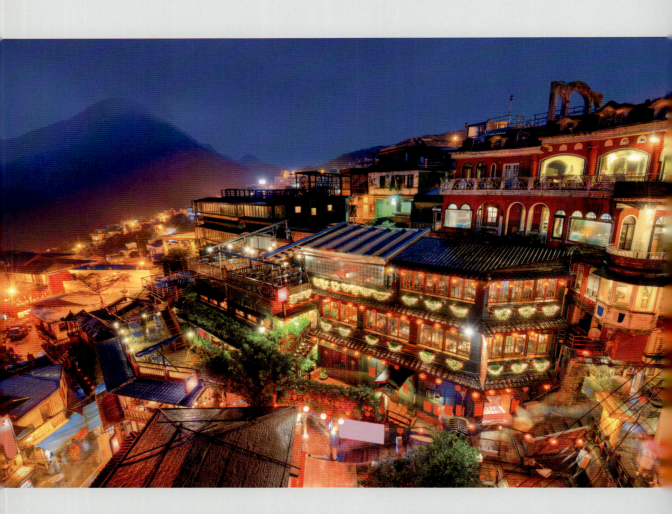

Q：P58で帽子をかぶったモアイは
左から何番目だったでしょう？

答えは88ページ

台北の西、約40kmにある山あいの街。日本統治時代は金鉱山の街として栄え、街並みには日本の面影が残ります。台湾の大ヒット映画『悲情城市』のロケ地でもあります。また老舗喫茶店、阿妹茶酒館（あめおちゃ）は、映画『千と千尋の神隠し』の「湯婆婆（ゆばーば）湯屋」のモデルという噂があり、日本の観光客に大人気です。

台湾・九份（きゅうふん）「九份の街並み」

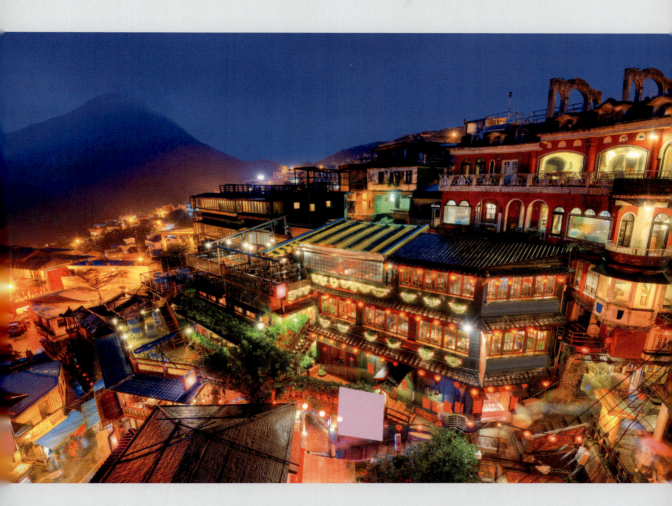

答えは88ページ

ランタンの上の1から10までの数字を追い、3回繰り返しましょう

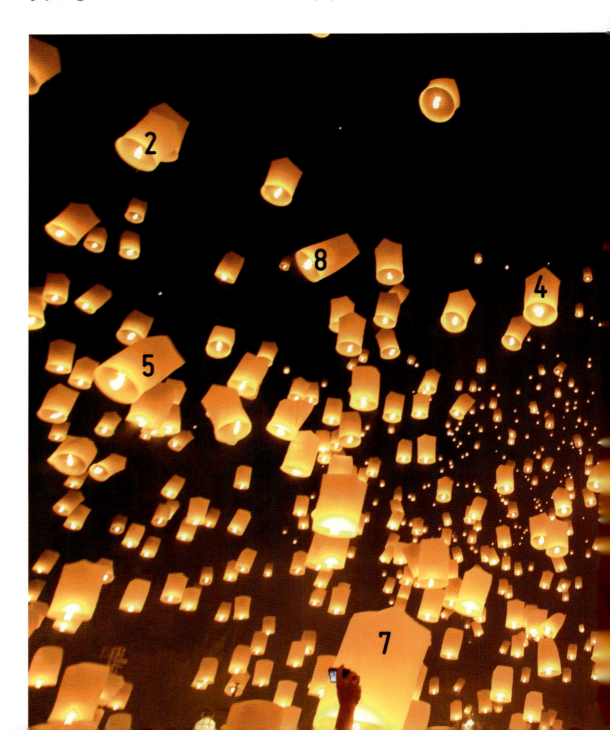

タイで毎年11月の満月の夜に行われる仏教の祭典「イーペン・サンサーイ」では、無数のランタンを空に放ち、ブッダへの感謝の気持ちを捧げます。ディズニー映画『塔の上のラプンツェル』のランタンを打ち上げるシーンはこれがモデルです。ギリギリまで日程が発表されないため、別に外国人向けイベントも用意されています。

タイ・チェンマイ「イーペン・サンサーイ」

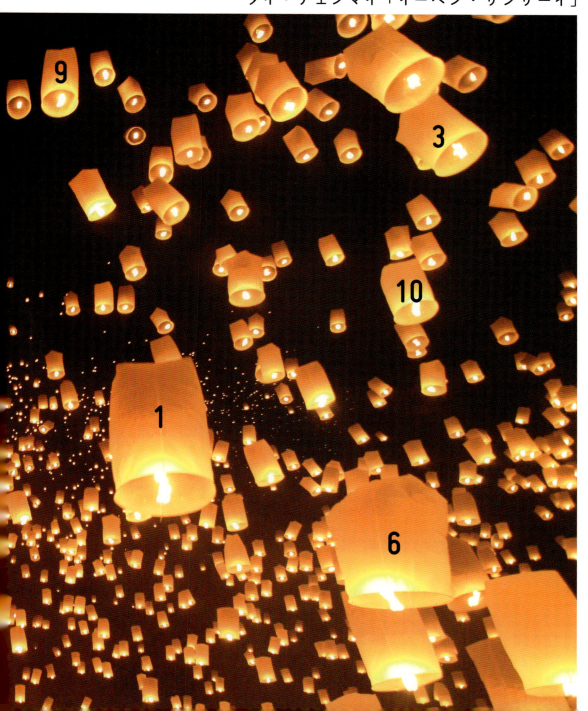

星の曲線を右から左へ
左から右へ追ってみよう

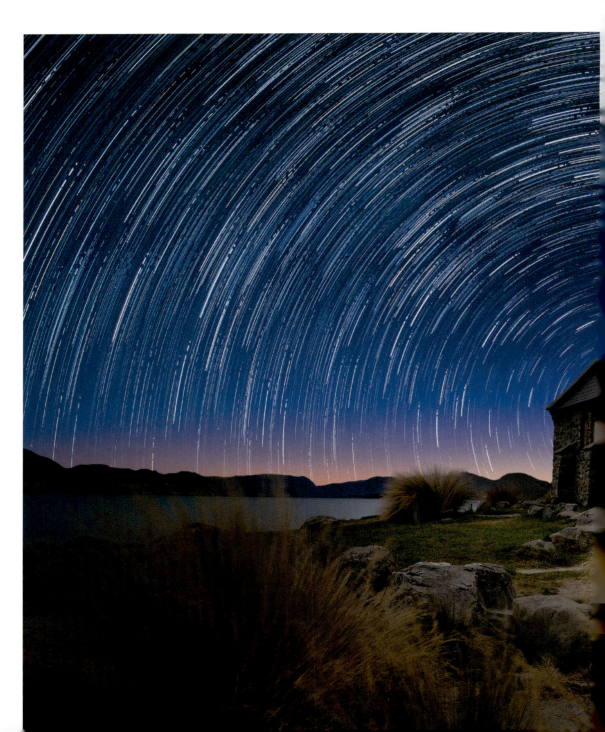

ニュージーランドの南島にある83平方kmの湖です。水の色が美しいエメラルドグリーンになっているのは、岩石の粉が溶け込んでいるため。湖畔にある石造りの「善き羊飼いの教会」は、ニュージーランドで最も撮影されているものの1つとされています。テカポ湖一帯は、世界一美しい星空といわれ、多くの観光客が訪れています。

ニュージーランド・カンタベリー「テカポ湖」

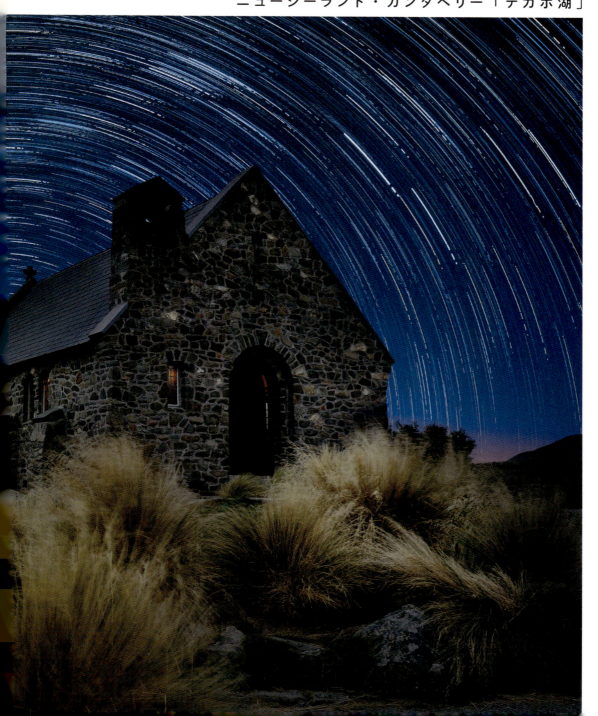

右の ◯ で囲まれた 場所はどこでしょう？

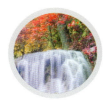

ラオス・ルアンパバーン郡「クアンシーの滝」

ラオス北部の古都、ルアンパバーン郡は、歴史的建造物が多く、町全体が世界遺産に指定されています。その市街の南、29kmにメコン川の支流、クアンシーの滝があります。クアンシーの滝は幾層にも分かれ美しく流れ落ち、迫力があります。また、滝壺にはエメラルドグリーンの水がたたえられ、泳いでいる観光客の姿も見られます。

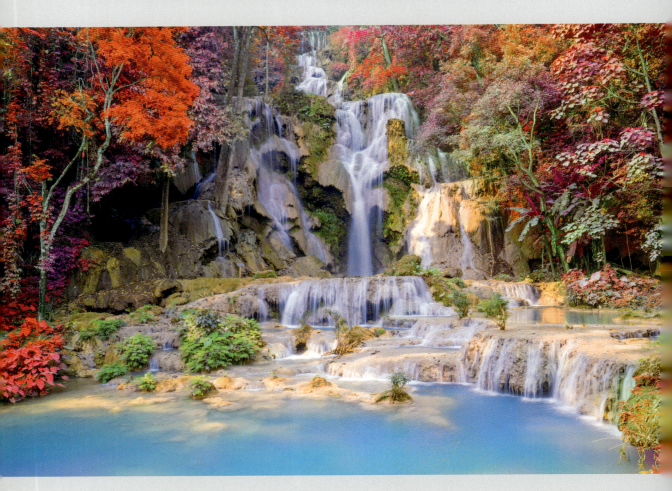

答えは89ページ

右の◯で囲まれた木はどこでしょう？

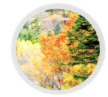

中国・四川省「九寨溝（きゅうさいこう）」

九寨溝は、中国四川（しせん）省の奥地にある、原生林が生い茂る峡谷です。1970年代に森林伐採の労働者が初めて発見したという秘境で、童話の世界のような美しさです。特に有名なのが石灰が溶け込んでいるために青く見える湖です。湖底にも真っ白な石灰が沈殿しているため、水面が空模様を反射し、神秘的な雰囲気を醸し出しています。

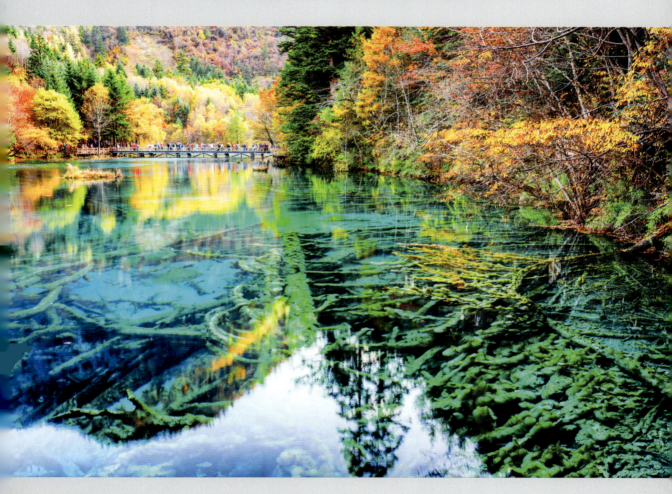

答えは89ページ

岩が1つに見えるよう寄り目で見よう

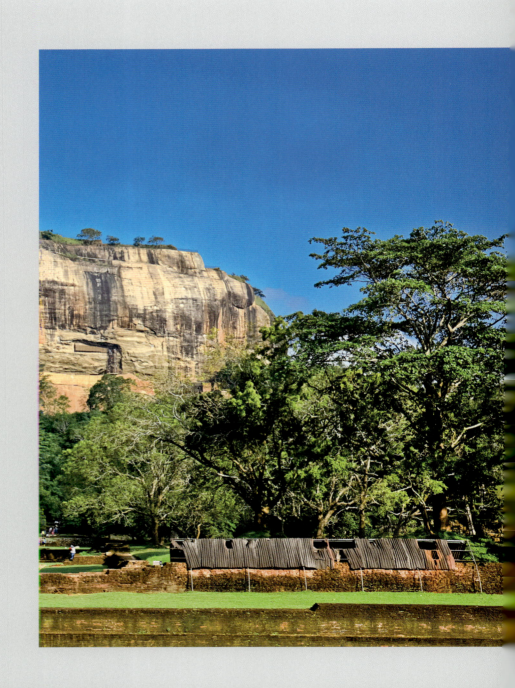

シギリヤロックは、スリランカの中部州、マータレーにある巨大な岩の遺跡です。5世紀、シンハラ王朝時代にクーデターを起こして父親から王権を奪ったカッサパ1世がこの岩山に王宮を建造しました。標高370mで、岩そのものは約200mあります。長い階段をつたって頂上まで登ると、見渡す限りジャングルが広がる絶景です。

スリランカ・マータレー「シギリヤロック」

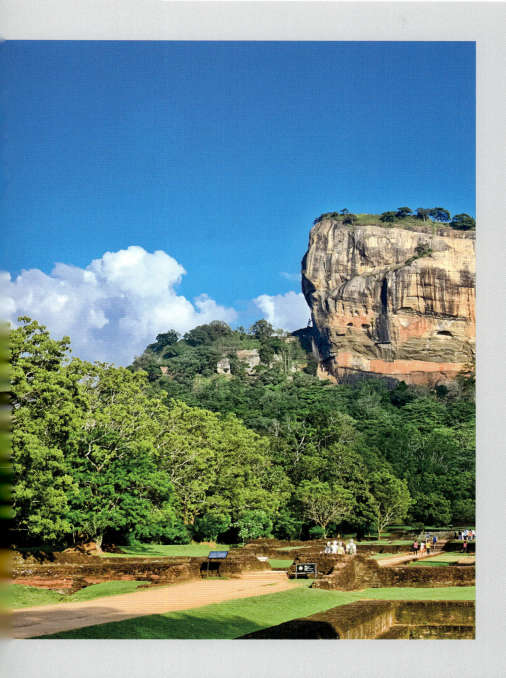

答えは89ページ

写真を5秒見たら
ページをめくりましょう

オーストラリア・ブルーム「ケーブルビーチのキャメルライド」

西オーストラリア州にある、22kmもある砂浜です。海水浴や日光浴もできますが、ケーブルビーチで人気なのは、キャメルライドです。夕日が沈むのを眺めながら、ラクダに乗ってのお散歩は至福の時。条件は厳しいですが、満月の夜には真っ暗な海面を月の光が階段のように反射する「月への階段」と呼ばれる現象が見られます。

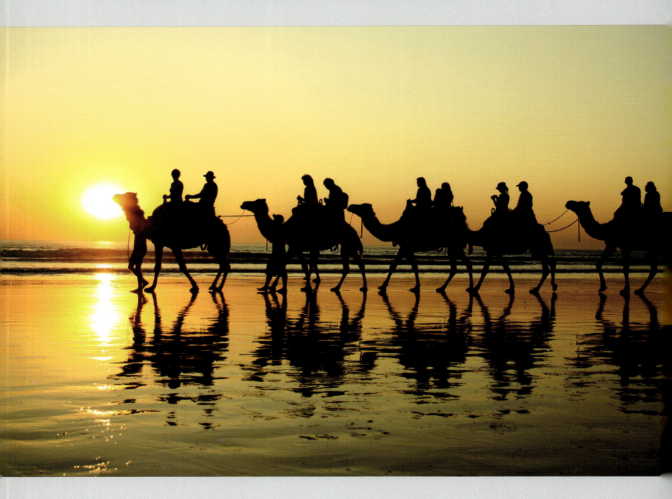

気球を右から左へ
左から右へ追ってみよう

ミャンマー・マンダレー「パガン遺跡」

ミャンマーのイラワジ川中流の東岸の平野には、ミャンマーで最初の統一王朝、パガン朝で、11〜13世紀にかけて建造された仏教遺跡があります。カンボジアのアンコール・ワット、インドネシアのボロブドゥールと並ぶ世界三大仏教遺跡の1つとされています。3000にも及ぶ仏塔や寺院が林立する景色は、荘厳そのものです。

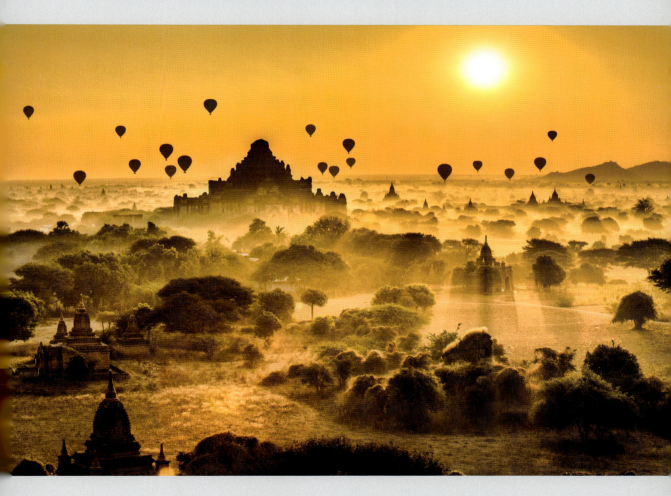

鳥居の入り口と奥を3秒ずつ交互に見よう

日本・京都「伏見稲荷（ふしみいなり）大社」

京都市伏見区深草にある、全国に約3万社ある稲荷神社の総本社です。近年は外国人に人気の観光スポットのトップで、平日は日本人より外国人の方が多いほど。伏見稲荷といえば、トンネルのように連なる千本鳥居が有名です。このあたりは神が降臨する稲荷山の入り口で、現世から幽界への門として多くの鳥居が建てられました。

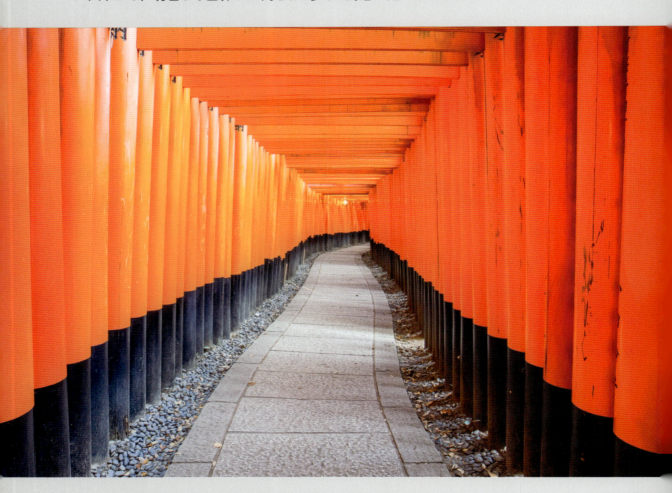

Q：P70でラクダは何頭歩いていたでしょう？
答えは89ページ

第 4 章

アフリカ大陸
の絶景

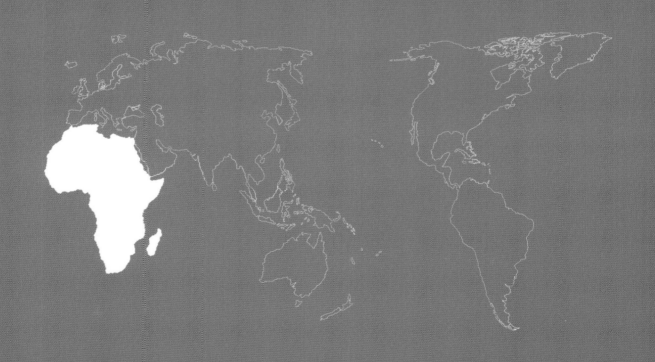

海中にある滝の奥行きを楽しもう

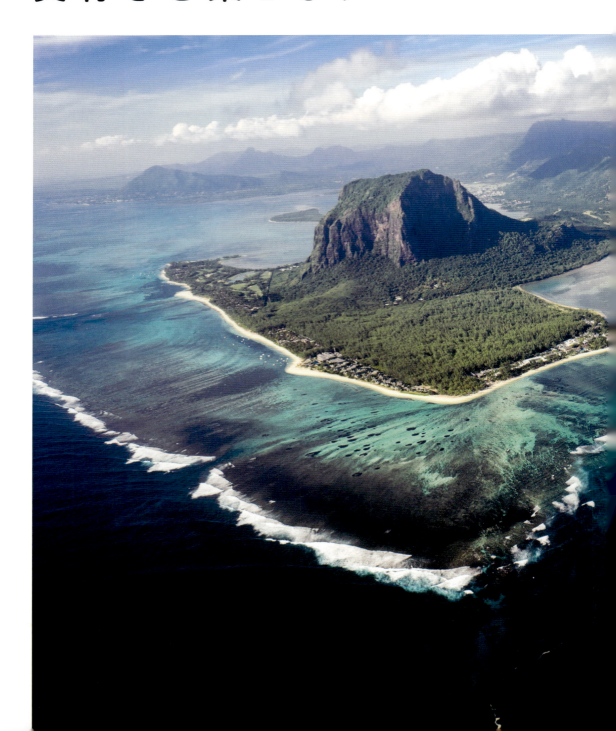

モーリシャスは、インド洋のマダガスカル島の東、約900kmに位置する島国です。世界で2番目に空気がきれいな地域としてWHOから認定され、「インド洋の貴婦人」と称されています。そのモーリシャスを代表する絶景が「海中の滝」という、島の南西部の上空から見下ろすと、珊瑚礁の模様が滝の流れのように見える幻の滝です。

モーリシャス共和国・モーリシャス島「海中の滝」

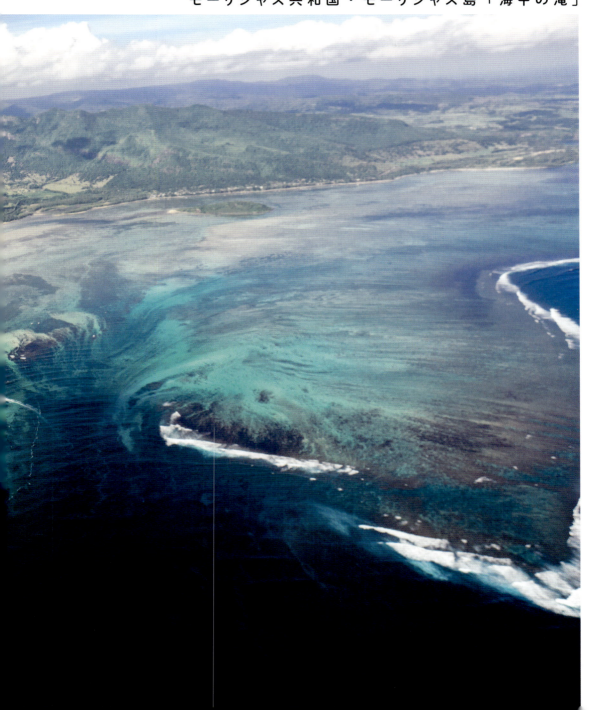

左右の家の写真をそれぞれ10秒ずつ交互に3回見よう

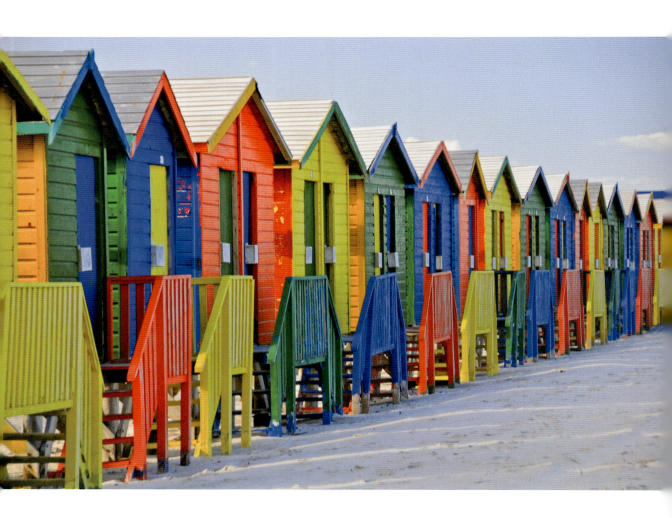

ボ・カープは、南アフリカ共和国のケープタウンにある1地区で、パステルカラーの美しい街並みで知られています。ボ・カープには、過去、インドネシアやマレーシアから連れてこられた奴隷の末裔（まつえい）であるケープマレーの人々が住んでいますが、一説によると、奴隷解放の喜びを家の色で表現しているといわれています。

　　　　　南アフリカ・ケープタウン「ボ・カープの街並み」

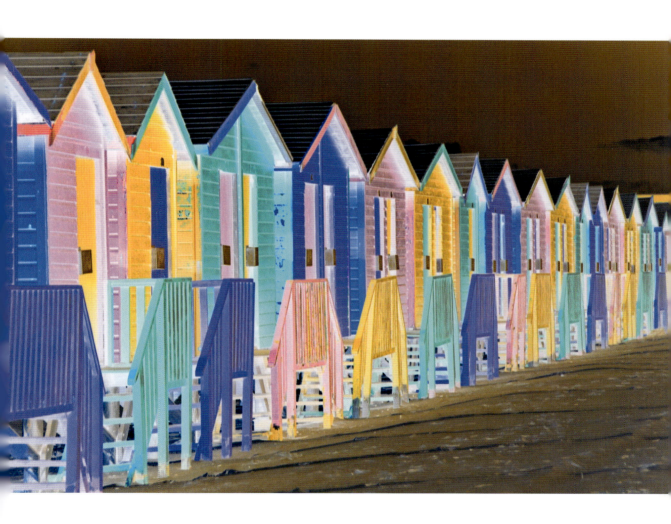

岩の周りの湖面・崖を右から左へ左から右へ、ぐるりと追ってみよう

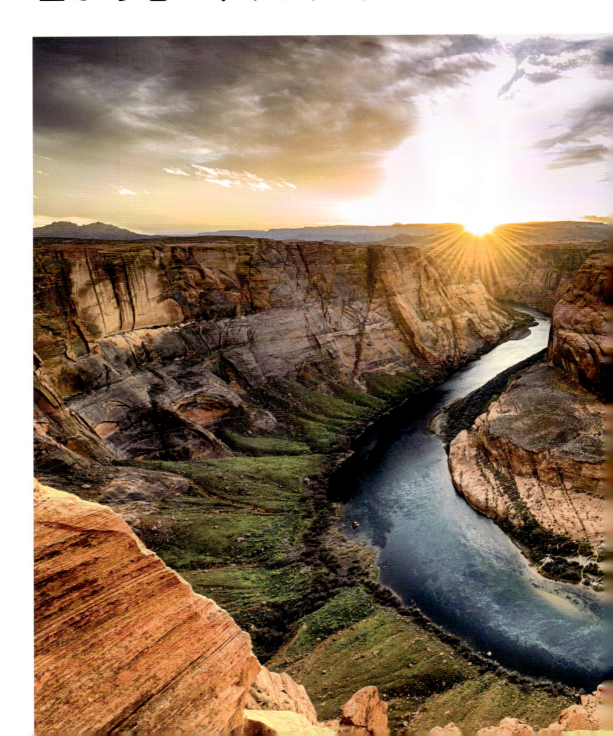

ブライデリバー・キャニオンは南アフリカ共和国北東部、ムプマランガ州の自然動物保護区内にある峡谷です。峡谷というと荒れ地をイメージしがちですが、ここは雄大な自然を満喫できます。アフリカの伝統式住居のロンダベルに似た奇岩が3つ並んでいる「スリー・ロンダベル・ビューポイント」が特に有名です。

南アフリカ・ムプマランガ州「ブライデリバー・キャニオン」

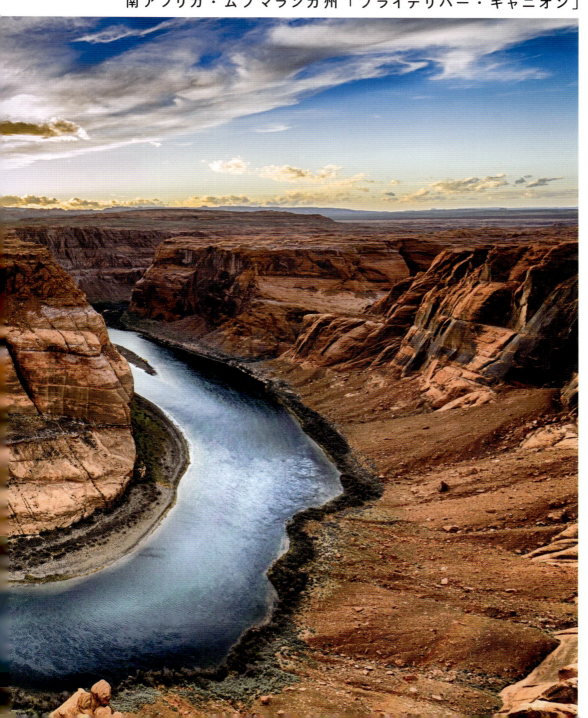

写真を10秒見たら
ページをめくりましょう

南アフリカ・ネルスプロイト「クルーガー国立公園」

映画『ライオン・キング』の世界を地でいく、世界一有名な動物保護区。ビッグファイブ（ライオン、ヒョウ、ゾウ、サイ、バッファロー）が多数生息しており、ブッシュ（茂み）をドライブしながら、あるいは徒歩で回りながら観察できます。毎年140万人以上の観光客が訪れることもあり、ツアー体験が豊富に用意されています。

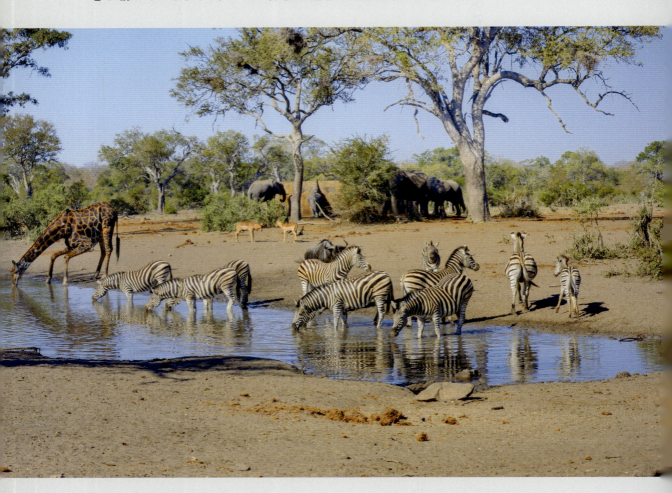

◯ で囲まれた人は
どこにいるでしょう？

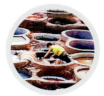

モロッコ・フェス「なめし皮工房」

自動車さえも入れない迷宮都市。ここでは、革なめしの工程を見学できます。鮮やかな色水のプールが連なる作業場では、中世の昔と同じように、職人たちが腰まで色水に浸かりながら、全身で革をなめしています。見物のための施設はありませんが、周囲には革製品のショップが並び、その屋上から作業の様子を見学できます。

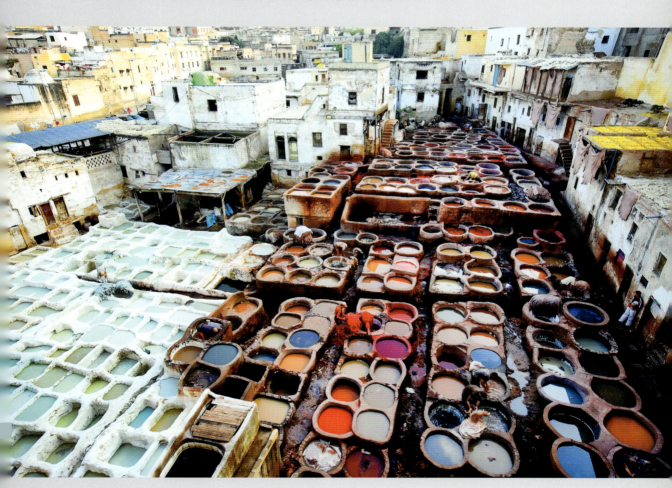

答えは89ページ

5つの違いを探してみよう

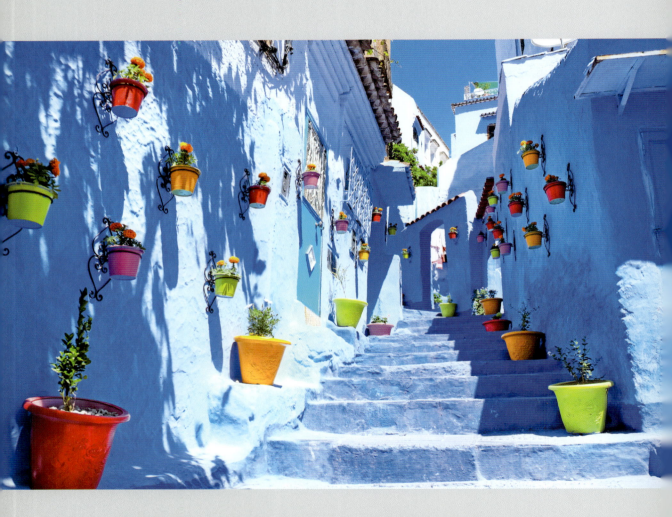

Q：P80でシマウマは何頭いたでしょう？
答えは89ページ

シャウエンは、北アフリカ、モロッコ北部のリフ山脈の奥深くにある街です。どこもかしこも青にペイントされた、美しい街並みが知られています。なぜ、青なのか。「かつて、スペインから追われ、この街に住み着いたユダヤ人たちがユダヤ教で神聖な色とされていた青を好んでいたから」「単に虫除けのため」など、諸説あります。

モロッコ・シャウエン「青い街」

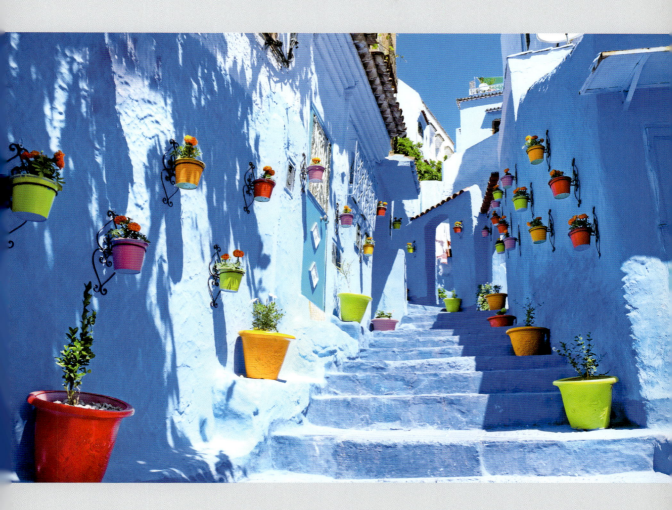

答えは89ページ

ピラミッドが1つに見えるよう寄り目で見よう

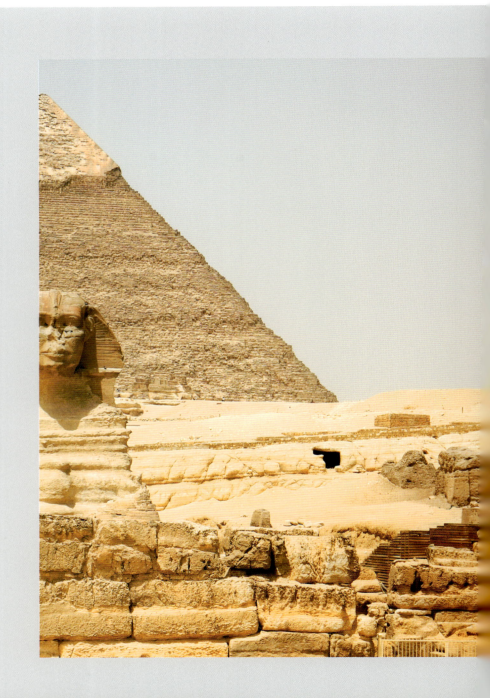

エジプトの首都、カイロから20km西南にあるギザには、三大ピラミッドと大スフィンクスの遺跡があります。建設されたのは、紀元前2500年ごろ。ピラミッドは古代エジプト王国の君主の墓とされ、スフィンクスはピラミッドの守護神だとされます。観光におすすめの時期は、砂嵐や猛暑に悩まされない12月と1月がベストです。

エジプト・ギザ「ピラミッドとスフィンクス」

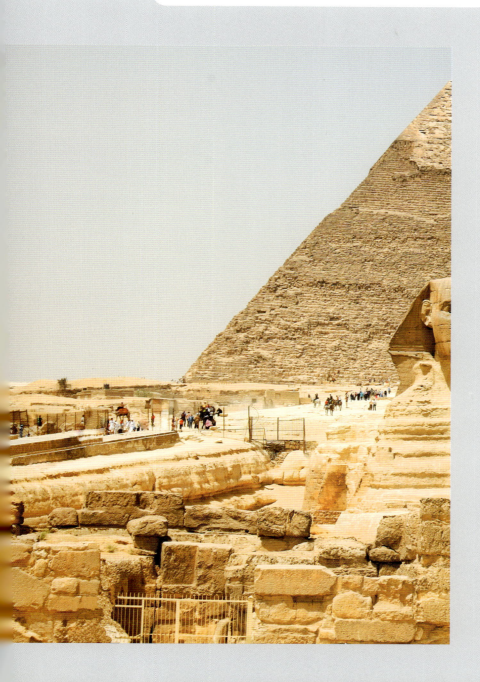

答えは89ページ

右の◯で囲まれた
像はどこにあるでしょう？

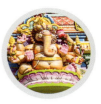

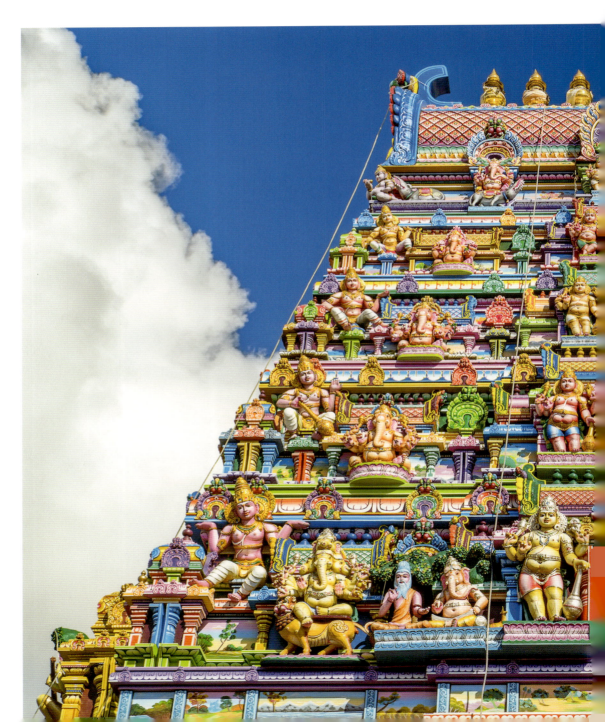

セーシェル共和国は、アフリカ大陸から1300km離れたインド洋に浮かぶ島国です。「インド洋の真珠」と呼ばれ、美しい海に魅せられて多くの観光客が訪れます。古来、人の往来が活発で、住民の民族性は多様です。キリスト教徒がほとんどですが、首都ヴィクトリアには個性的なヒンドゥー教の寺院が存在感を放っています。

セーシェル共和国・ヴィクトリア「ヒンドゥー教寺院」

答えは89ページ

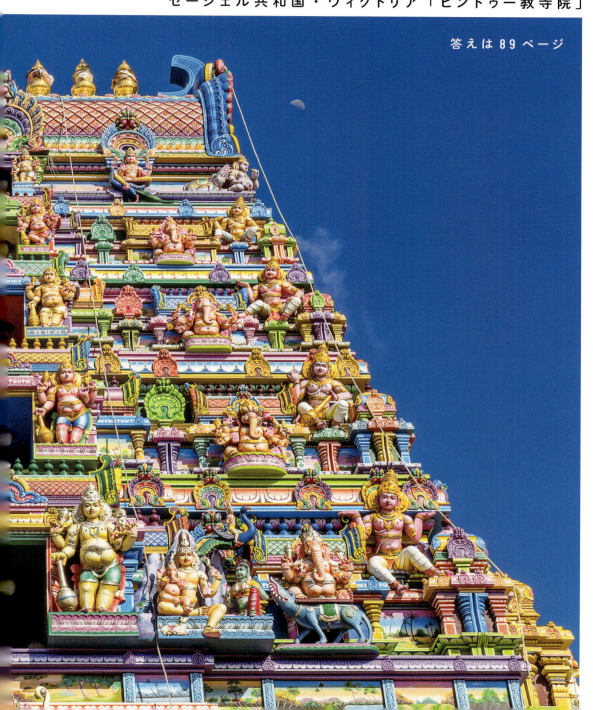

答え合わせ一覧

P36の答え
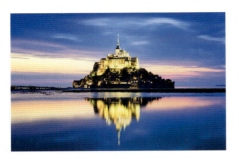

P51の答え
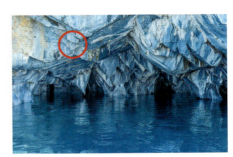

P40の答え
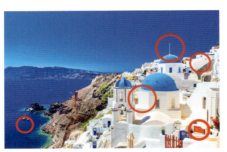

P56の答え
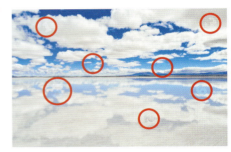

P46の答え
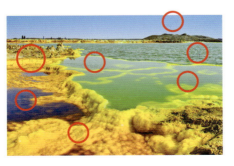

P58の答え
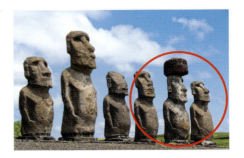

P50の答え
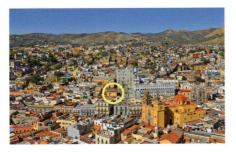

P60の答え
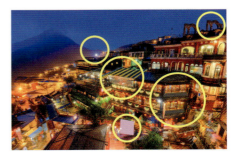

P66の答え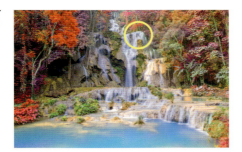

P81の答え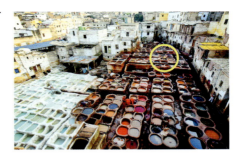

P67の答え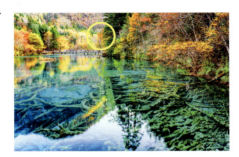

P82の答え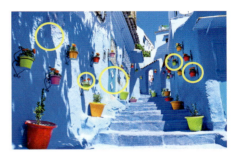

P68の答え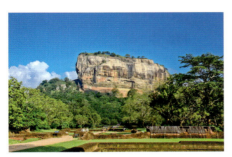

P84の答え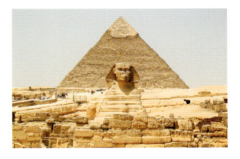

P70の答え［5頭］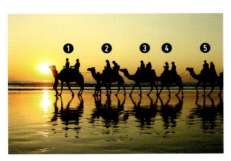

P86の答え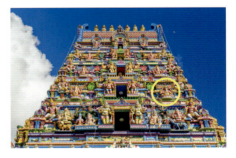

P80の答え［10頭］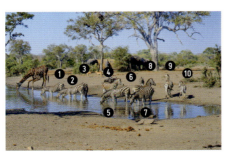

89

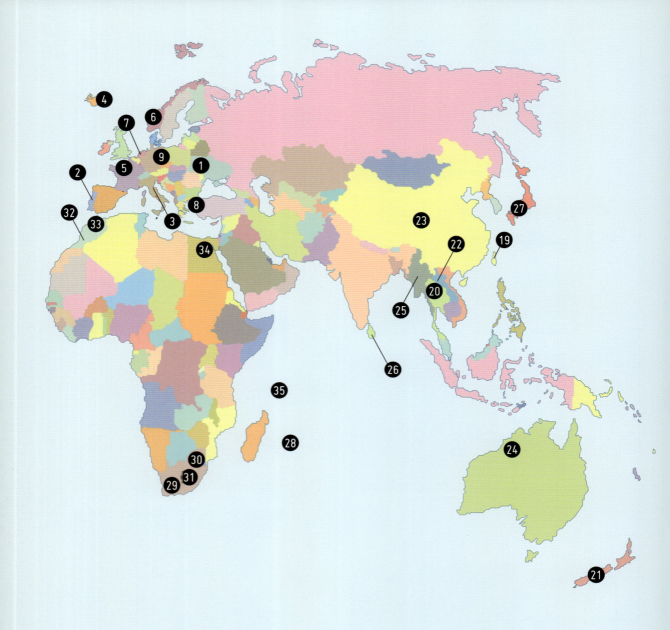

- ① ウクライナ「愛のトンネル」
- ② ポルトガル「アンブレラ・スカイ・プロジェクト」
- ③ イタリア「ブラーノ島」
- ④ アイスランド「ヴァトナヨークトル氷河」
- ⑤ フランス「モン・サン=ミシェル」
- ⑥ ノルウェー「トロールの梯子」
- ⑦ オランダ「キューケンホフ公園」
- ⑧ ギリシャ「サントリーニ島」
- ⑨ ドイツ「悪魔の橋」
- ⑩ アメリカ「アンテロープ・キャニオン」
- ⑪ アメリカ「イエローストーン国立公園」
- ⑫ ペルー「マチュ・ピチュ」
- ⑬ メキシコ「グアナファトの街並み」
- ⑭ アルゼンチン「マーブル・カテドラル」
- ⑮ ブラジル「レンソイス・マラニャンセス国立公園」
- ⑯ カナダ「イエローナイフ」
- ⑰ ボリビア「ウユニ塩湖」
- ⑱ チリ「モアイ像」

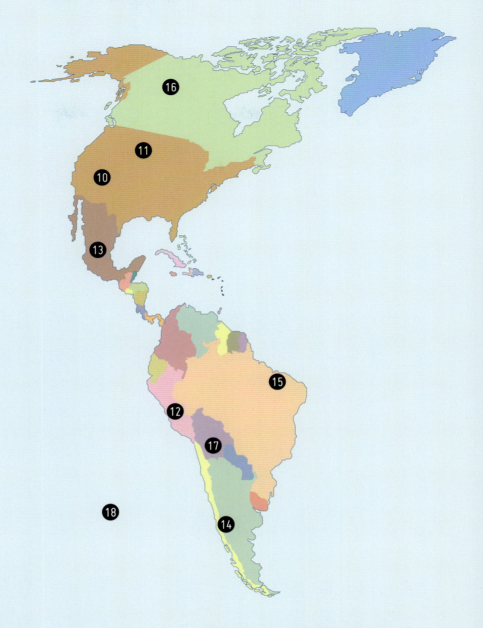

⑲ 台湾「九份の街並み」
⑳ タイ「イーペン・サンサーイ」
㉑ ニュージーランド「テカポ湖」
㉒ ラオス「クアンシーの滝」
㉓ 中国「九寨溝」
㉔ オーストラリア「ケーブルビーチのキャメルライド」
㉕ ミャンマー「パガン遺跡」
㉖ スリランカ「シギリヤロック」
㉗ 日本「伏見稲荷大社」

㉘ モーリシャス共和国「海中の滝」
㉙ 南アフリカ「ボ・カープの街並み」
㉚ 南アフリカ「ブライデリバー・キャニオン」
㉛ 南アフリカ「クルーガー国立公園」
㉜ モロッコ「なめし皮工房」
㉝ モロッコ「青い街」
㉞ エジプト「ピラミッドとスフィンクス」
㉟ セーシェル共和国「ヒンズー教寺院」

中川メソッドの実践でこんなに目がよくなりました！

目にまつわるお悩みを抱えた4人の男女モニターに、本書の元となった「中川メソッド」を実践してもらいました。まずは視力を測定し、メソッド実践後に再検査をすると、ほとんどの方の視力が回復、効果を実感する結果となりました。

劇的な視力改善効果に驚きメガネなしの生活も夢じゃない

［左目］ 0.8 → 1.0
［右目］ 0.6 → 1.2

田内陽介さん（38歳）

1日に15時間はスマホやパソコン、テレビなどの画面を見ています。目がショボショボすることもあり「目を酷使しすぎではないか」と気になっていました。

中川メソッドを体験したところ、数分間ストレッチを行っただけで、目の疲れがふっと軽くなることを実感。それまで眼球をあまり動かせていなかったことにも気付けました。また、常にかけているメガネが「本当は不要なのではないか」と思えるほど、視力がアップ。

目のストレッチを習慣化して、メガネに頼り過ぎない暮らしを目指したいです。

ブレや見えにくさが一挙に解消しました！

［左目］ 0.3 → 0.5
［右目］ 0.3 → 0.3

森本清史さん（43歳）

20代前半からメガネをかけはじめました。近年は、目を細めなければ見えにくい瞬間があったり、目の焦点がなかなか合わなかったり、夜に各段と視力が落ちたり。首や肩のコリといった症状まで出始めるなど、不快感に悩まされていました。

中川メソッドを試したところ、「右目をあまり使えていない」という事実が判明。驚きました。一方、左目の視力は改善。「世界がクリアに見えるようになった！」と爽快な気分に。両目を均等に使い、視力をより改善できるよう、目のストレッチを続けたいです。

よく使う方の目が肩コリの原因だった

[左目] 0.04 → 0.08
[右目] 0.03 → 0.05

田所麻美さん（50歳）

近視が始まり、メガネやコンタクトレンズで矯正を始めたのは13歳頃。それから、視力は0.1以下で推移をしています。現在は仕事柄、ソフトコンタクトレンズを長時間つけており、ドライアイや疲れ目などの自覚症状があります。そんなプチトラブルを解消したくて、中川メソッドに挑戦しました。

驚いたのは、左右の目を均等に使えていないということです。「右目を酷使しているせいで右の肩と首のコリが激しい」と指摘を受けました。トレーニングを続け、左目も十分機能させるよう働きかけていきたいです。また、ソフトコンタクトレンズによる眼球への負担についても、助言をいただきました。メガネで過ごす時間を増やして、眼球へのダメージを軽くしていこうと思います。将来的には、視力を少しずつでも取り戻していければ、うれしいです。

アプローチ次第で目の機能は回復する

[左目] 0.5 → 1.0
[右目] 0.1 → 0.3

西田　剛さん（61歳）

骨折して包帯を巻いたり、捻挫して松葉杖を突いたり……。自由を失って初めてその機能の大切さに気付く、ということはよくあることです。ところが目に関しては、メガネやコンタクトレンズで矯正したらほとんど不自由を感じないため、無頓着になっていました。

右目が0.1、左目が0.5（＋老眼も）が、簡単なトレーニングで、右目が0.3、左目が1.0（！）にまでなったのだから驚きです。もちろん、今回の効果は一時的なものだと説明がありましたが、目の周りがスッキリして、肩も軽くなった気がします。

また「身体のあちこちが衰えていくばかり」と嘆いてばかりいた私が、「目の機能はまだ回復できる」という希望がもてたことは、感激でした。

トレーニングの講師の説明も簡潔で適切でした。0.1と0.5という視力を単なる「記号」としてではなく、「0.1の右目と0.5の左目が普段どのように使われているか（いかに使われていないか）」と、しっかり認識することができました。「だから、こういったトレーニングをしたら効果的」という説明にも説得力がありました。

今後は、中川メソッドを習慣化して、左右の目の視力の差を縮めつつ、視力を取り戻していければと願っています。そして健やかな目と長く付き合い続けられたら、最高ですね。

おわりに

視力も年齢も、「タイムトラベル」させましょう

本書では、多くの写真をご紹介してきました。

「懐かしい原風景に触れ、昔を思い出した」「まだ見ぬ世界の絶景に心が躍った」、そんな人も多いのではないでしょうか。

このように美しい写真には遠い「過去」や「未来」までも想起させるという偉大な力が備わっています。つまり、現在にいながらにして、時空を超えたタイムトラベルができるというわけです。これほど脳にとって素晴らしい刺激はありません。

残念なことに、現代社会では遠くを見たり、遠くのことを考えることが非常に難しくなっています。

たとえば電車に乗るとよくわかりますが、ほとんどの乗客が手元のスマホに顔面を近づけ、夢中になっています。このような近視眼的な状況では、視野が狭いだけではなく、思考力まで偏狭なものになってしまいがちです。

「些細な悪口が気になって仕方がない」「目先のことしか考えられない」「今日や明日の予定だけで頭がいっぱい」「1年先のビジョンを語る余裕もない」「人生の目的すら忘れてしまった」etc……。

もしかして、あなたもそんな"近視眼人間"になってはいませんか？

よりよい人生を送ろうとした場合、これらの傾向は決して望ましいことではありません。
1人でも多くの人に、広い視野を取り戻してほしい。
目と脳の若さを取り戻して、より豊かな人生を送ってほしい。
目の健康に携わる専門家の一人として、心からそう願っています。

中川和宏

1日1分見るだけでみるみる回復

視力と脳が若返る 世界の絶景

著　者　　　中川和宏

2017 年 11 月 10 日　初版発行

ブックデザイン　　小口翔平＋三森健太＋喜來詩織（tobufune）
構　成　　　山守麻衣
イラスト　　ARI（シュガー）
写　真　　　shutterstock
校　正　　　玄冬書林
編　集　　　小島一平＋有牛亮祐（ワニブックス）

発行者　　　横内正昭
編集人　　　青柳有紀

発行所　　　株式会社ワニブックス
　　　　　　〒 150-8482
　　　　　　東京都渋谷区恵比寿 4-4-9　えびす大黒ビル
　　　　　　電話　03-5449-2711（代表）
　　　　　　　　　03-5449-2716（編集部）
ワニブックス HP　　　　　http://www.wani.co.jp/
WEB マガジン WANI BOOKOUT　http://www.wanibookout.com/

印刷所　　　株式会社光邦
DTP　　　　Sun Creative
製本所　　　ナショナル製本

※効果には個人差があります。
定価はカバーに表示してあります。
落丁本・乱丁本は小社管理部宛にお送りください。送料は小社負担にてお取替えいたします。
ただし、古書店等で購入したものに関してはお取替えできません。本書の一部、または全部を無
断で複写・複製・転載・公衆送信することは法律で認められた範囲を除いて禁じられています。

© 中川和宏 2017　ISBN 978-4-8470-9628-0